U0121056

节气顺养：从头到脚都健康

韩旭 ○ 主编

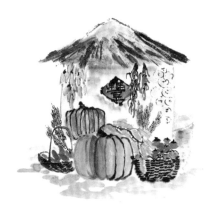

K 江苏凤凰科学技术出版社 · 南京

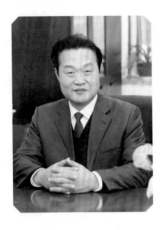

　　可能你从未注意到，一年四季的更替和昼夜阴阳的转换，对身体有着重大影响。例如，流行性感冒常多发生于冬春季节，消化性溃疡往往发病于秋冬季节；又如哮喘多在清晨发病，夜晚是冠心病、脑梗死患者发病的高峰期。这些看似平常的现象当中，都孕育着"时间医学"的理念与智慧。养生也必须顺应自然季节的节律变化"顺时养生"。

　　中医时间医学是研究人体生理变化、病理特点与时间节律关系的一门学科，是现代医学与时间生物学结合的产物。"春夏养阳，秋冬养阴"和"春天养生，夏天养长，秋天养收，冬天养藏"说的就是一年四季对应的不同养生原则。

　　春秋战国时期，人们利用土圭实测日晷，在平面上竖一根杆子，用来测量正午太阳影子的长短，以确定春分、夏至、秋分、冬至4个节气。一年中，土圭在正午时分影子最短的那一天为夏至，又称为"日短至"或"短至"；最长的那一天为冬至，又称为"日长至"或"长至"；在春秋两季各有一天的昼夜时间长短相等、影子长度适中的为春分或秋分。

中国古代是一个农业社会，因为农事基本"靠天吃饭"，所以古人需要严格了解太阳运行的情况，因此在历法中又加入了单独反映太阳运行周期的"二十四节气"。每一个节气对应太阳在黄道上每运动15度所到达的位置，在公历中它们的日期基本是固定的，上半年在6日、21日，下半年在8日、23日，前后相差不过一两天。

"春雨惊春清谷天，夏满芒夏暑相连，秋处露秋寒霜降，冬雪雪冬小大寒"，中国古人用简单的28个字，将春夏秋冬的气候变化进行了总结，即"二十四节气"。节气是指二十四个时节和气候，既是中国古代用来指导农事的补充历法，更是中华民族劳动人民长期经验的积累和智慧的结晶。

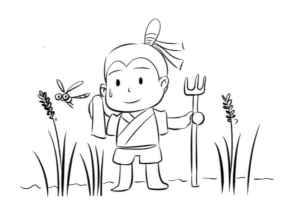

跟着二十四节气计划农事，从播种到收获都能事半功倍。如惊蛰万物开始活动，树木生根发芽，因此有"惊蛰春雷响，农夫闲转忙"的农谚。

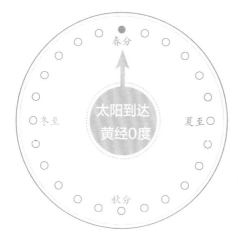

二十四节气反映了太阳周年运动对地球的影响。每一小格代表15度，春分开始为0度。

　　在商朝时节气只有4个，到了周朝时发展到了8个，到秦汉年间，二十四节气已完全确立。"立"表示一年四季中每一个季节的开始，春夏秋冬4个"立"，就表示了4个季节的开始：立春、立夏、立秋、立冬合称为"四立"，公历一般在每年的2月4日、5月5日、8月7日和11月7日前后。"四立"表示的是"天文季节"的开始，如立春就是春季的开始，但从气候上看，一般还处于上一季节的状态，如立春时黄河流域仍处于隆冬。"至"是"极""最"的意思，夏至、冬至合称为"二至"，表示夏天和冬天的到来。夏至日、冬至日一般在每年公历的6月21日和12月22日前后。夏至时，太阳直射北纬23.5度，黄经90度，北半球白昼最长。冬至时，太阳直射南纬23.5度，黄经270度，北半球白昼最短。"分"是表示平分的意思，春分、秋分合称为"二分"，表示昼夜长短相等。这两个节气一般在每年公历的3月20日和9月23日左右。春分、秋分时，黄道和赤道平面相交，此时黄经分别为0度、180度，太阳直射赤道上，昼夜时长相等。

二十四节气的命名反映了季节、物候现象和气候变化。反应季节的是立春、春分、立夏、夏至、立秋、秋分、立冬、冬至；反应物候现象的是惊蛰、清明、小满、芒种；反应气候变化的有雨水、谷雨、小暑、大暑、处暑、白露、寒露、霜降、小雪、大雪、小寒、大寒。

中医养生倡导顺应四季变换，遵循自然界生、长、化、收、藏的客观规律调整日常活动，达到养生防病的目的。人的身体是一个神奇的系统，拥有自己的生物节律。因此，按照自身生物节律的特点，顺应节气，积极养生，对于维护体内生物节律的正常运行、保障身体健康，发挥着极为重要的作用。

总之一句话，顺应自然，跟着节气过生活就对了。

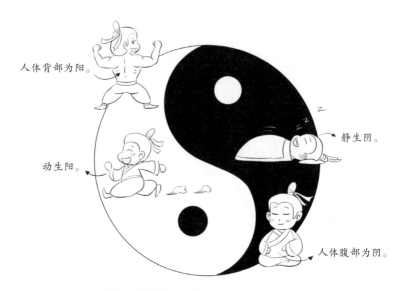

人体背部为阳。

动生阳。

静生阴。

人体腹部为阴。

生命的根本是"阴阳二气"，人体新陈代谢可以看作是阴阳长消的过程，依照节气规律来保养生命之气，是最便捷高效的长寿方法。

"民以食为天"，不同的节气吃什么一定是你想知道的。春季要多吃一些甘味、辛味的食物，少吃酸味的食物，防止肝气过旺的同时，也可以补养脾脏。夏天的六个节气应少吃苦味，多吃酸味的和咸味的食物。酸味可以防出汗过多，以固肌表；咸味的食物可以补充出汗多丢失的盐分，以防汗多损伤心气。到了秋天，应该多吃苦味和酸味的食物，少吃一些辣的，以滋养肺气。冬天就要多吃苦味和辛味的食物，有利于补肾。

此外，饮茶养生也是不错的选择。不同茶饮性味、功效不同，不能"千篇一律"地喝，否则可能会适得其反。春夏适合喝绿茶、白茶、花茶，可促进人身体里的阳气生发、疏肝理气、清热泻火。秋冬可以喝一些乌龙茶、红茶、黑茶，可以清除体内余热，恢复津液阳气。喝茶时间一般选择在早晨或者午后，以提神醒脑。晚上最好不要喝茶，浓茶中含有较多的咖啡因，可能会让你在深夜难以入睡。喝茶也不要"贪杯"，每天10克左右比较适合，分2~3次冲泡最好。有些人茶喝多了容易出现心慌、消化不良、腹胀、腹痛、便秘等，喝茶时要根据自身的状况和适应能力合理选择。冷茶、烫茶、浓茶以及空腹饮茶都是不适合的，容易对脏器造成损害，得不偿失。

情志养生

心情是身体健康与否的重要影响因素之一。春天万物复苏，是阳气开始生发的时节，在春天的节气中要顺应自然，让体内的阳气自然地生长，生气会伤肝，因此不要动怒，保持乐观；夏天万物蓄秀，阳盛暑热，人容易烦躁，要让体内的"气"排出去，才能"心静自然凉"；秋天虽然秋高气爽，但满地落叶的景象不免让人悲伤，要防止过度悲秋，保持愉悦的心情；到了冬天，一派冰天雪地的景象，阳气悄悄"藏"了起来，这个时候要养好神，不要躁动喧哗，保持心境平和，做好拥抱新一年的准备。无论是小酌半杯，还是练字作画，都是让心情愉快的好方法。

运动健体

"生命在于运动"。运动是养生的重要内容，运动时要遵循"量力而行"和"身无妄动"的原则。

季节运动养生就是根据节气变化，进行规律的运动锻炼，除了外在要锻炼筋骨四肢之外，于内则要锻炼精神，静心养神，使形体内外和谐，动静得宜，从而起到疏通经络、调和脏腑气血的功效，让身体得到全面的锻炼。

传统运动养生是以"养"为主，养练结合；而现代体育锻炼以提高人体的心肺功能、力量、速度、灵敏性以及耐力为目标。无论是散步、跑步、游泳，还是打八段锦、打太极拳，都要因人而异，持之以恒并动静有度。

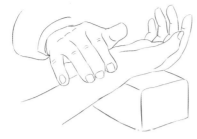

脉诊是中医的智慧，能反映全身脏腑功能、气血的状态，能发现身体已有的病灶和存在的"隐患"。

中医特色养生法

最后要说的是中医特色养生方法，包括按摩、节气灸、导引养生、足浴、三伏贴、膏方养生等。按摩一般是以按摩局部不适处为主，如按摩腹部、头部等，还可根据季节以及个人体质情况的不同，选择穴位进行适当的按摩，简单易行、好操作。节气灸是艾灸养生的重要内容，是指在特定的节气采用艾灸养生的一种方式，操作方法以穴位艾灸、药物贴敷等方式为主，比如三伏贴、肚脐贴等。导引养生是指通过运动肢体，调整自身呼吸，达到行气解郁、疏通气血的作用的一种古代养生方式，是中国古代养生文化中最具代表性的形式之一，也是中华养生文化独有的现象。其中被大众熟知的八段锦、五禽戏、易筋经等就属于导引养生。

本书并非一本冰冷的工具书，而是一位时刻陪伴在你身边的朋友，通过与它对话，感受节气的变化、昼夜的更替给身体带来的影响。在某一个节气到来的时候想到它并翻开它，跟着它把生活过得更健康、更有趣。

2023 年 1 月

目录

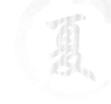

重在养肝，生发养阳

立春节气一般在每年公历2月3~5日，即农历正月初一前后。"立"是开始的意思，所以立春也被看作是春天的开始。春象征着温暖，微风让冰雪消融，使万物复苏，自然界中阳气开始生发，肝的疏泄功能在春季增强并居于主导地位，因此春季主要在养肝，增强肝藏血的功能。此外，春也象征着生长，是农家备耕、春耕的好时节。

东风解冻，春来到

当节气遇上节日：春节

春节是我国最隆重的节日，也是辞旧迎新、阖家团圆的日子。春节期间的饭桌上总少不了各种美食，面对丰盛的菜肴，很多人容易暴饮暴食，因此要合理饮食，在犒劳辛苦了一年的自己的同时，尽量选择一些低脂、清淡的食材。也可以喝普洱茶、铁观音等茶饮，帮助去油脂、清肠胃。同时，春节期间也要休闲适当，规律作息，不要过于兴奋而影响了睡眠。

立春偶成

〔宋〕张栻

律回岁晚冰霜少，
春到人间草木知。
便觉眼前生意满，
东风吹水绿参差。

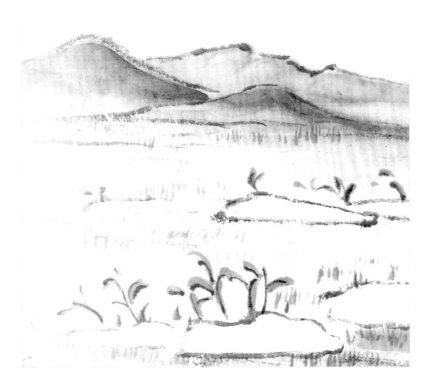

一年之计在于春，养肝也有讲究

春季首先要让肝"休息"好。春天在五行之中属于木，与肝相应，肝气通畅了，身体才会轻松。肝气受损了，就很容易出现疲劳困倦、眼干目涩等不适。

春天要"捂"。虽然立春之后温度渐渐升高，但是冷暖空气不时"相遇"，会使天气忽冷忽热，"倒春寒"时常来袭。这个时候还是要以防寒保暖为主，不要着急脱掉厚外套。此时遭遇寒冷，容易引起"阳气郁"，体内阳气散发不出去，出现上火症状。

立春之后要多吃应季绿色蔬菜，为身体补充矿物质、维生素等人体必需的营养物质。由于酸味会影响肝，不利于阳气的生发和肝气的疏泄，因此应该少吃些酸味食物。春季肝气旺盛，肝病易传到脾，故应在疏泄肝气的同时养脾气，可以吃点带甜味的食物滋补脾，如红枣、桂圆、银耳等。

整个春天要保持心情舒畅，乐观看待每一件事，用积极的心态去拥抱新的一年。不要动怒，怒伤肝，生气易使肝阳上亢、肝火旺盛。

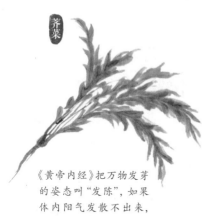

荠菜

《黄帝内经》把万物发芽的姿态叫"发陈"，如果体内阳气发散不出来，不妨借助"春芽"的力量。

中医认为："久视伤血，久卧伤气，久立伤骨，久行伤筋，久坐伤肉。"因"冬藏"许久，春季肢体刚刚开始舒展，还处于紧绷的状态，因此运动以轻柔舒缓为主，防止受伤。春季运动主要是为了强身健体，放松精神，强度不宜过大。高强度的剧烈运动不仅可能对机体有损伤，还会使身体更加疲乏。

在清晨刚醒来或工作劳累时，伸懒腰是最简单的立春养生运动了。久坐了一个多小时，站起来伸伸懒腰，活动一下关节，能振奋精神，其实伸懒腰也是需要"技术含量"的。伸懒腰时要使身体尽量舒展，四肢要伸直，全身肌肉都要用力。伸展时，尽量吸气；放松时，全身肌肉要松弛下来，尽量呼气，这样锻炼的效果会更好。

高强度的运动往往伴随着大汗淋漓，导致阳气生发太过，损伤阳气。

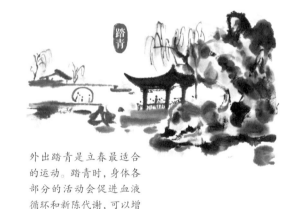

踏青

外出踏青是立春最适合的运动。踏青时，身体各部分的活动会促进血液循环和新陈代谢，可以增强体质，提高免疫力。

立春，『咬』住春天

"咬春"的意思是在立春这一天要吃一些新鲜蔬菜，如春笋、香椿、菠菜、萝卜等，既为防病，又有迎接生机勃勃的春天的意味。其中最具代表性的食物就是萝卜。立春时节食用萝卜，不但可解春困，而且有理气、祛痰、止咳等作用。北方地区，在立春这天还有吃春饼的习俗，用薄饼卷住蔬菜，咬上一口，唇齿留香。

立春还有"吃三芽"的说法。其中黄豆芽营养丰富；枸杞芽清火明目，适当吃一点可以增强免疫力；绿豆芽解毒下火，立春气温回暖，体内的阳气也在"蠢蠢欲动"，很容易上火，这时候吃点绿豆芽，可以给身体降降火。

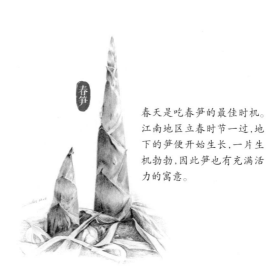

春笋

春天是吃春笋的最佳时机。江南地区立春时节一过，地下的笋便开始生长，一片生机勃勃，因此笋也有充满活力的寓意。

茉莉花茶既保持了茶叶苦、甘、凉的功效，又因加工过程为烘制而成为温性茶，既能帮助驱散一整个冬天聚积在体内的寒气，又能清肝明目、健脾安神。

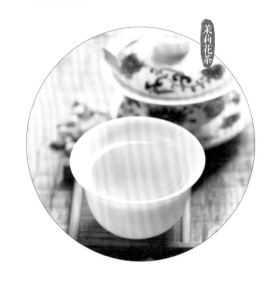

茉莉花茶

原料

适量茉莉花茶。

做法

将茉莉花茶放入茶杯中，倒入90℃左右开水，加盖闷泡3分钟即可。

茉莉花茶经冲泡，静置片刻后会散发阵阵清香，适当喝茉莉花茶不仅能促进调节全身气血，提振阳气，阵阵清香也让人心情变得更加愉悦。

立春

23

有人称小腿为人的"第二心脏",这是因为腿部静脉回流主要靠小腿肌肉收缩,如果把小腿照顾好,就等于在身体下部加了一个"泵",可助心脏一臂之力。

立春养生提倡用"干洗脚"的方法。具体该怎么做呢?

干洗脚

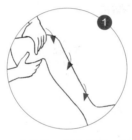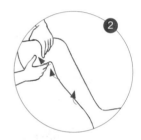

双手紧抱一侧大腿根,稍用力从大腿根向下按摩大腿内外侧直到脚踝。

再从脚踝往回按摩大腿内外侧至大腿根。用同样的方法再按摩另一条腿,重复10~20遍。

还可采用甩腿、揉腿肚、扭膝、搓脚、暖足、蹬腿等方法来活动下肢,疏通经络。

经过一整个冬天的进补，到了立春时节，体内已积聚了太多的"毒邪"，使肝胆负担太重。肝经在大腿的正内侧，就是内裤缝的位置。每天睡觉之前敲打肝经，可疏调肝气，使肝脏充分排毒。胆经在大腿的外侧，就是裤子的外裤缝位置。每天早晨起来，可以敲一敲胆经，疼的地方要重点敲打和推揉，能增强身体免疫力。坚持一个月，就会发现自己变得神清气爽、精力充沛。

敲肝胆经

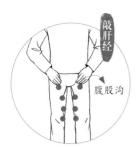

敲肝经

腹股沟

双脚分开与肩同宽，双手从膝关节内上方开始，敲至腹股沟。不建议空腹或过饱时敲打，敲打10~15分钟。

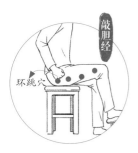

敲胆经

环跳穴

坐在椅子上，一条腿放在凳子上，从大腿外侧跟盆骨交接处的环跳穴开始，往膝盖的方向敲。每天敲打双腿10~15分钟。

雨水

起居避湿，调养脾胃

雨水节气一般是在每年公历2月18~20日。古人所说的"雨生百谷"，讲的就是雨水之后，草木之气随阳气的升腾而随之抽嫩芽、焕新生，自然界充斥着沁人的气息。此时，也正是人体获取能量的时候。雨水时乍暖还寒，着装要"上厚下薄"，保护好颈部和脏腑，以免寒湿入侵。而且寒湿之气容易影响脾胃"工作"，故雨水时节更应当着重养护脾胃。

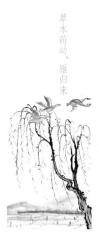

草木萌动，雁归来

当节气遇上节日：元宵节

元宵节的"元"为元月，"宵"为夜晚，指的就是元月里第一个月圆之夜，所以元宵节又被叫作"元夕、元夜"。元宵节有吃元宵的习俗。制作元宵的主要原材料是糯米，虽然糯米味甘、性温，能补气血，但是元宵的糖分和油脂含量较高，并且不易消化，可以吃几个解解馋，但不要过量。在元宵佳节之际，和家人朋友一起出去赏赏花灯，既欢度了节日，又锻炼了身体。

26

早春呈水部张十八员外（其一）

〔唐〕韩愈

天街小雨润如酥，草色遥看近却无。
最是一年春好处，绝胜烟柳满皇都。

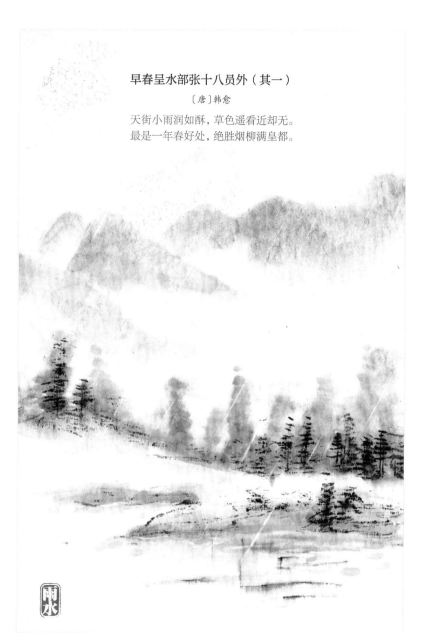

喝杯姜茶驱寒气

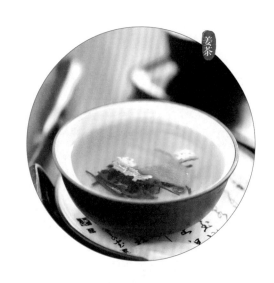

姜茶

原料

制香附、生姜片各10克，陈皮5克，红茶3克。

做法

① 将制香附和陈皮放入400毫升水中，水开后再煮10分钟。

② 取沸汤冲泡生姜片和红茶即可。

制香附是一种味苦、微甘且性平的中药材，有行气解郁的功效，可以缓解胃肠部的胀满感。此姜茶适用于脘腹（即肚脐到心脏的部分）怕冷和因感受湿寒之邪引起胃部疼痛的人群。每日冲泡1次，分早晚两次趁热饮用。

虽然雨水时节气温回升，但身体内的阳气还没有恢复至旺盛状态，练习"抬头望月"导引可以唤醒身体，调节体内的气和代谢。做完之后微微出汗，让全身阳气生发，以适应雨水节气人体及自然的变化。

抬头望月

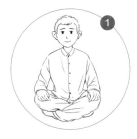

起势：选择舒适的盘坐姿势，下巴微收，上身保持挺直，双手自然放在两膝上，调整呼吸。

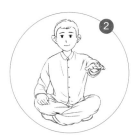

左侧练习：左臂抬至与左肩同高，稍做停留，目光追随左手。

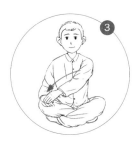

左手向上呈弧线划至身体右侧，放在右手上。

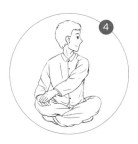

头部向左侧转动。保持此姿势3~5秒。

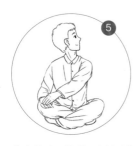

向上抬头，做"抬头望月"的姿势，保持3~5秒。

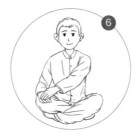

头部还原，目视前方，保持上身挺直，下巴微收，3秒后放松。

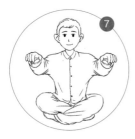

放松：两臂慢慢抬起，沉肩，放松手腕和手指，调整呼吸，双手放回双膝上。

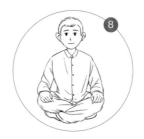

右侧练习与左侧练习姿势相同，方向相反。左右各做3次。

　　"抬头望月"这一导引通过转动头颈部、向远处眺望、活动双手和手臂等动作，促进全身尤其是手少阳三焦经、手厥阴心包经等经络气血的运行，起到驱寒暖身的效果。

按摩阳陵泉穴，调和脏腑之气

阳陵泉穴位于膝盖斜下方，小腿外侧腓骨小头（小腿最外侧的骨头的上方）向前凹陷处。按摩阳陵泉穴有清热化湿、疏通经络的功效，还可以缓解肝气不舒。在雨水时节按摩、艾灸或轻柔刮痧阳陵泉穴，可散寒祛湿。

点按、弹拨阳陵泉穴

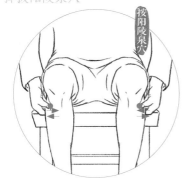

采用坐立位，将双手拇指分别按于两侧阳陵泉穴处，其他四指自然辅助。首先按压该穴1~2分钟，产生温热感；然后用力横向弹拨阳陵泉穴处肌腱，弹拨3~5次为1组，进行2~3组，以局部产生酸麻胀痛感为度。

这个按摩的方法不受时间、地点、年龄等条件的限制，无论是饭后半小时，还是早上起床后和晚上睡觉前都可以做。做完之后不仅腹部暖暖的，肝胆之气也通畅了，让人感觉浑身轻松。

摩腹暖腰，促消化

雨水时节，天寒湿重，应该着重注意腰部的保暖，以免腰腹冷痛。

暖腰部

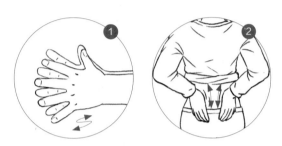

双手搓热，迅速放置在后腰部两侧，手掌贴紧皮肤，停留片刻，重复10次左右。接着上下摩擦腰部100次，直到感觉腰部微微发热即可。可以早晚各做1次。

此外，湿冷的天气让人不想出门，活动减少，会出现食欲下降、消化不良等胃肠不适。这个时候可以用推拿腹部的方式，促进消化。

摩腹

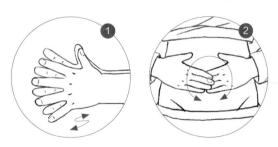

双手搓热，放在肚脐处2~3分钟，将肚脐捂热；双手置于腹部，以肚脐为中心，掌心沿顺时针方向按摩3圈，再沿逆时针方向按摩3圈，以此为1次，重复3~5次。

俗话说："人之有脚，犹如树之有根，树枯根先竭，人老脚先衰。"脚具有全身的反应点和感应点。中医一向提倡"寒头暖足"的养生方式，中医经络学认为，足是人体五脏六腑精气输注、汇聚之地，人体若受邪气侵犯，五脏六腑受影响，则足部会产生相应的变化。同时，双脚也是距离心脏最远的地方，血液循环相对不畅，且易受寒气侵袭。故在日常养生过程中，也要注重足部的保暖工作，使足部及人体免受湿寒之气的侵扰。

雨水时节，作为寒湿偏盛的节气之一，可选择每晚睡前用热水泡泡脚。可以在桶中加入5片生姜，每次泡脚20分钟，连泡2~3天，有助于强体质、驱寒气。也可选用前文提到的"干洗脚"的方式。

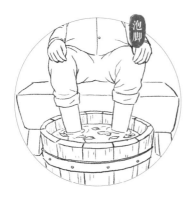

泡脚最好选用木质脚桶，加入适量红花、艾草，加入温水超过踝部，浸泡10~20分钟，可有效缓解人体畏寒怕冷的症状，改善虚寒体质。

惊蛰

万物「惊」醒，护阳扶正气

惊蛰是二十四节气中的第三个节气，一般为每年公历3月5~7日。"惊"代表春雷初响，"蛰"即生灵苏醒。随着惊蛰的到来，早春便热闹起来，开始进入仲春时节。

惊蛰时节，昼夜温差较大，空气潮湿，易引发旧疾。应时刻关注天气变化，提前备好衣物，天气较暖时也应随手带件外套。此节气也是肺病高发期，尤其是素有肺病的人，要护阳气，养精神。同时要注意脚部保暖，以扶助体内的正气。

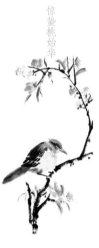

惊蛰桃始华

惊蛰习俗

在惊蛰前后正逢农历二月二"龙抬头"。在这一天会"剃龙头"，也就是理发，求得一个好兆头。此外，惊蛰时节，各种蛇虫都出来活动了，人们会通过大扫除来赶走它们。古人还会点燃艾草熏屋，或者在墙角撒石灰来驱赶蛇虫。

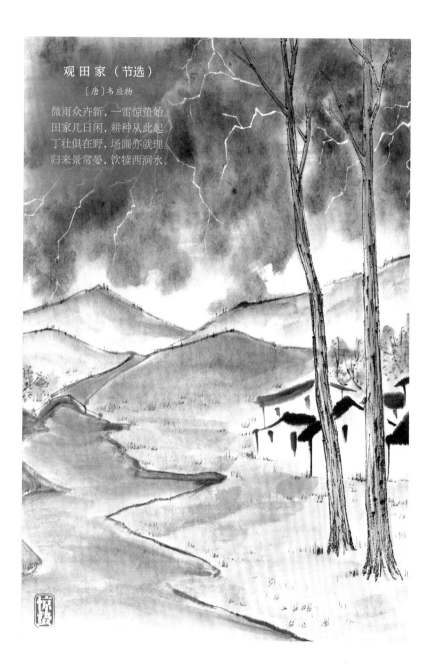

观田家（节选）

〔唐〕韦应物

微雨众卉新，一雷惊蛰始。
田家几日闲，耕种从此起。
丁壮俱在野，场圃亦就理。
归来景常晏，饮犊西涧水。

重保暖，『正气』来

惊蛰时期，春雷初响，天气转暖，正是"扶助正气"的好时机。冬天在体内藏了很久的阳气开始向外发散。惊蛰时节主气为风，中医中有"风为百病之长"的说法，风与寒、湿相伴而生，会侵入人体肌肤毛孔之中，引起皮肤干燥、瘙痒、急慢性荨麻疹等，甚至会造成关节疼痛等骨性疾病。在惊蛰节气，气温常一日三变，风邪易挟"毒邪"侵犯人体，应该注意保暖，以此来守住"正气"。

惊蛰时节，风雨、冷热不定，应警惕心脑血管疾病的发生，尤其是有基础性疾病的老年人。

温度升高时减衣防汗，防止气温骤升引发脑出血；一早一晚以及气温骤冷时注意加衣保暖，防止血压骤降而造成脑部缺血。寒冷还会引起血黏稠度增高，造成脑血栓，应时刻注意。

居室要定时开窗通风，让春风缓缓吹过，带走一年的陈旧，送来新鲜活力。室内通风时，家中人可选择外出散步，避开室内的"流通风"，尤其不宜在通风时留于室内睡觉休息，以免寒气侵入。

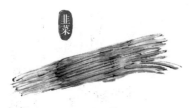

韭菜

中国古代就有春天食韭的记载，认为它是"春天第一鲜"，配鸡蛋炒着吃，可降压降脂、润肠通便，扶助体内"正气"。

惊蛰时节，一声"惊雷"惊醒了万物。春光明媚，空气清新，正是阳气生发的时节，万物生长茂盛，机体的功能也开始增强。起居上要"早睡早起"，保证精力充沛，不要熬夜，以免损耗阳气。

可选择一些和缓的运动，练练八段锦、五禽戏，让身体得到拉伸、舒展，在春季是很好的运动方式。

俗话说"学会晒太阳，胜过吃补药"，在风不大并且温暖的晴天，多去户外走走，晒晒太阳，感受大自然勃勃向上的阳气。阳光能促进体内维生素D生成，有利于钙的吸收，提高免疫力，这对预防儿童佝偻病和中老年人的骨质疏松症都十分有益。阳光中的紫外线还是"天然消毒剂"，能杀死多种病原体。此外，人的后背有督脉和膀胱经，晒太阳有利于体内阳气的生发。

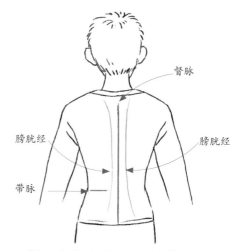

背部两条膀胱经是五脏六腑非常重要的排毒经络，晒太阳时一定要多晒腰背，至背部微微出汗最佳。

『梨』开疾病与害虫

惊蛰时节，膳食养生重在饮食清淡平和之性的食材，达到疏泄肝气、助生肝阳以及顾护脾胃的作用。在我国一些地区有"惊蛰吃了梨，一年都精神"的说法。人们认为，此时乍暖还寒，各种病毒也都"蠢蠢欲动"，很容易出现咳嗽、感冒等不适。梨有润肺止咳之功效，生吃可以有效清除体内肺热，缓解咳嗽等不适。

日常生活中，可以选择煮梨水，用冰糖蒸梨以及制作梨膏等方法吃梨。但要注意的是，如果咳嗽的时候有痰，那就不适合直接吃梨了，要用梨皮煮水喝，有很好的止咳化痰的功效。同时，吃梨还有助于调和五脏之气，从而平衡人体阴阳，增强体质，防御病邪。另外，"梨"与"离"发音相同，在惊蛰这个春耕的节气中，吃梨也表达了人们对庄稼丰收的美好愿望，即庄稼苗远离害虫，健康地生长，有个好收成。因此在惊蛰这一天，不妨全家都吃个梨，以图好的寓意。

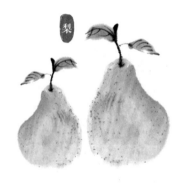

梨

梨的种类繁多，包括春梨、雪梨、鸭梨等。其中雪梨香甜多汁，鸭梨可做成梨膏、梨酒等。

"惊蛰过，茶脱壳。"惊蛰时期饮茶，不仅可以提神醒脑，还能增强人体免疫。此时肝阳上升，肺系易扰，可选择桔梗、金银花等清热解毒、清肺利咽的茶品。肝阳生动还会惊扰脾气，导致食欲下降、大便不成型，可选用顾护脾胃之食药材煮水饮用。

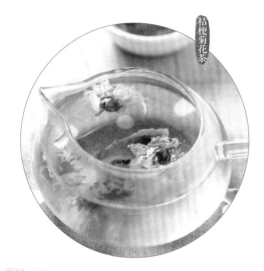

桔梗菊花茶

原料

桔梗、金银花、菊花、胖大海、甘草各适量。

做法

将上述原料直接泡茶饮用，或加水小火慢煮3-5分钟，分次饮用即可。

桔梗菊花茶可缓解由于体内郁热、寒热气温扰动而引起的咽喉肿痛、咽部不适、牙龈肿痛等症状。适用于急、慢性咽炎以及春季咽部不适、咳嗽者。

惊蛰导引，收回身体的『气』

惊蛰的导引养生法多偏于安静、内收，将呼吸吐纳和卷指握固、扩胸展肩等姿势相结合，以促进人体中焦之气与自然界之清气交汇融合，达到调和气血、五脏并练、收回正气的效果。

握固炼气式

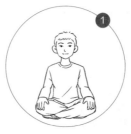

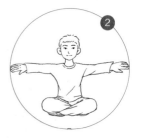

起势：选择舒适的姿势和位置盘坐，两臂放松，双手自然放在两膝之上，均匀呼吸。

两臂分别向左右45度方向侧伸，肩膀保持水平，同时两臂内旋，使得小指在上，拇指在下，目视前方。

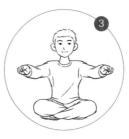

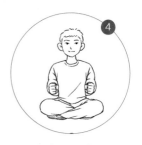

将拇指轻抵无名指指根处，其余四指随之依次屈拢握拳，手臂外旋使拳眼相对。

收回手臂，置于身体两侧，大臂和小臂呈90度，拳眼向上，拳心相对，目视前方，保持停留，调匀呼吸。

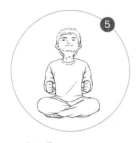

双手握拳至于腰肋处，保持上身挺直，两臂向后伸展的同时抬头，感受背部和颈部的拉伸感。

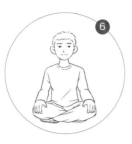

头颈及手臂还原，双手自然放在两膝上，全身放松。

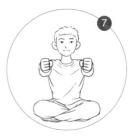

下巴微收，保持头部在正中位，同时双手握拳，将两臂向前伸，与肩部水平相齐。

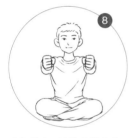

目视前方，保持手臂伸直，同时双拳发力，保持1~3分钟。将手臂收回，全身放松。做完动作①~⑧为1遍，共做3遍。

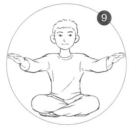

收势：两臂向左右45度方向侧伸，目视前方。沉肩，然后缓缓放下手臂，将双手放在两膝之上，自然呼吸，全身放松。

　　除了导引法，也可以选择在空气清新的早晨，盘腿静坐一会儿。调匀呼吸，双手缓慢握成空拳，头分别向左、向右缓慢转动。配合上下齿相扣36次，漱津3次。可改善脾胃功能，缓解眼干目黄、牙龈出血等症。

按按这三个穴位，唤醒身体活力

惊蛰正是扶助正气的好时机，应顺应万物阳气生发的规律，通畅全身的气血。按摩下面的三个穴位，可以帮助我们在惊蛰时期唤醒身体活力。

按压风府穴可以令头脑清醒，缓解咽喉不适，缓解春困。按摩迎香穴不仅可以缓解鼻部不适，还可以宣发肺气，预防气温多变引发的感冒。经常按一按肾俞穴则有助于强壮肾气、消水肿。

1.按风府穴，缓解咽喉不适

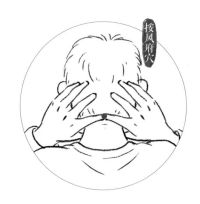

按风府穴

风府穴位于颈后区，枕外隆突直下，两侧斜方肌之中凹陷中。也就是后脑勺刚长出头发的地方向上1横指处。先用指腹轻轻抓揉每一寸头皮；然后将双手并排，十指分开，自前额至脑后顺着梳头，直至按到后发际风府穴处，保持停留，手指发力按风府穴20秒左右。

2.按迎香穴，缓解鼻部不适

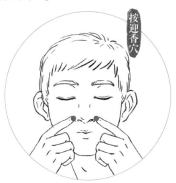

按迎香穴

在面部，鼻翼外缘中点，鼻唇沟中。双手轻握拳，食指、中指并拢，中指指尖贴鼻翼两侧，食指指尖处即是。将双手食指指腹擦至热，放在鼻翼处，上下摩擦至鼻翼生热，再用双手食指指腹点按迎香穴，有隐隐发热感即可。按摩迎香穴可以有效缓解惊蛰时期气候变化而引起的感冒、鼻炎等症状。

3.按肾俞穴，强健腰肾

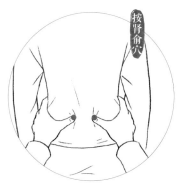

按肾俞穴

肾俞穴位于腰部两侧，第2腰椎棘突下，旁开1.5寸处。肚脐水平线与脊柱相交椎体处，下缘旁开2横指处。双手放在腰间，用拇指按肾俞穴，直至有温热感为止。此法可强壮肾气。

　　此外，还可以在早上起床后或晚上睡觉前用"推搓两肋"的方式通达肝气，唤醒身体。将双手按在腋下，顺肋骨间隙推搓至胸前，双手接触时返回，反复按摩，以肋骨处有温热感为度。

春分

内外平衡，防疫抗敏

《农历书》中有言："斗指壬为春分，约行周天，南北两半球昼夜均分，又当春之半，故名曰春分。"春分一般为每年公历3月20~22日。此时万物开始复苏，季节逐渐从寒冷的冬季过渡到风和日丽的春季。但早晚温差仍然比较大，因此要适度"春捂"，预防感冒。此外，春分当天，昼夜平分，阴阳各半，此时的人体也应顺应节气，保持寒暖、阴阳、动静相平衡的状态。

玄鸟至、木兰花开

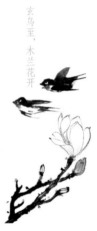

春分习俗

俗话说"春分到，蛋儿俏"。在春分这一天，很多地区的小朋友会准备好一个表面光滑的鸡蛋，努力将鸡蛋竖立在桌子上，以此庆贺春天的到来，这就是"竖蛋游戏"。春分是玩"竖蛋游戏"比较合适的时间。这一天，太阳光直射赤道，南北半球昼夜一样长，受到的太阳引力平衡，当鸡蛋在恰当的位置的时候就能竖起来。春分还有送春牛和犒劳耕牛的习俗，图一个丰收的好兆头。

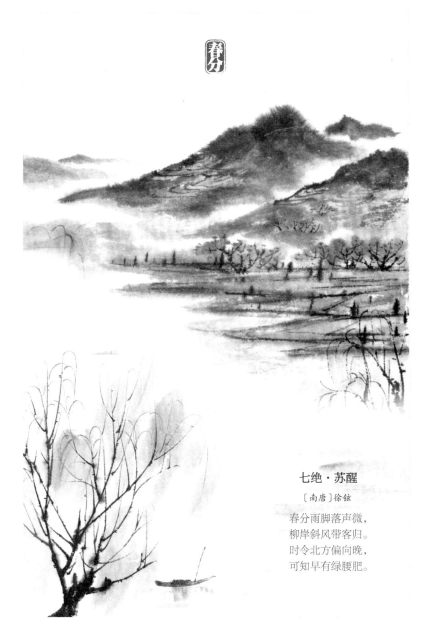

七绝·苏醒

〔南唐〕徐铉

春分雨脚落声微,
柳岸斜风带客归。
时令北方偏向晚,
可知早有绿腰肥。

居 预防春瘟和过敏

春分是万物生长的节气，也是各种"邪气"，即细菌、病毒容易滋生、传播的季节。细菌、病毒等微生物繁殖传播很快，易引发流感、肺炎、支气管炎、腮腺炎等疾病。春天也是百花争艳的季节，花粉随风飞扬，容易引发皮疹、咳嗽、过敏性哮喘、过敏性鼻炎等疾病。因此，在春分要预防春瘟和过敏。所谓春瘟，在中医里是指春天流行的疾病。

要预防春瘟和过敏，春分时节的养生保健不仅要注意保暖，做到"勿太寒、勿太热"，还要起居规律。最好选一个天气好的日子进行一次春季大扫除，在打扫卫生时打开窗户，保持空气流通；用湿扫代替干扫，防止扬尘，注意彻底清洁床下、沙发下、衣柜等卫生死角；将被褥、地毯等拿至阳光下晾晒。干净的居住环境可帮助人体增强免疫功能，防止疾病的侵袭。如果春困得厉害，可以随身携带香囊，以防病祛湿，15天更换一次。

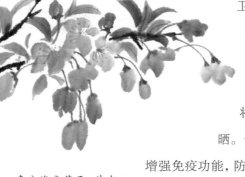

海棠花

春分海棠花开，外出赏花，吐故纳新，正是投资健康的好时节。

春分时节，气温升高，人体内的血液运行速度加快，为应对外界环境变化，体表血供增加，而脑内供血减少，就会导致缺氧，造成很多人白天感觉困倦疲乏，头昏欲睡，这就是人们常说的"春困"。春分时节频繁打哈欠也预示着缺血性脑卒中的发生；高血压、高血糖、动脉粥样硬化等慢性病复发时，也会引起头昏眼花等并发症状。中老年人应时刻警惕，以免延误治疗。

那么怎么预防"春困"呢？

①晚睡早起。保证充足的睡眠很有必要，但是睡眠宜足却不宜长，不可贪多。尽量做到夜卧早起，晚上9~11点入睡，太阳升起的时候起床。

②积极锻炼。要多去户外呼吸新鲜空气，适当活动，振奋精神。注意不要大汗淋漓，缓解疲劳即可。

③空气流通。多开窗通风，提高室内氧气含量，改善缺氧状态。

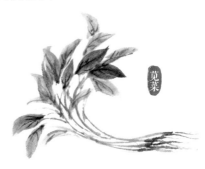

苋菜

④饮食适宜。缺乏B族维生素可能引发"春困"，因此可以多吃一些富含B族维生素的蔬果等，如菠萝、枇杷、芹菜、苋菜、菠菜等。

春分时节，将苋菜和鱼片煮汤，即"春汤"，可提高抗病力。

衣 穿衣适当，不可过捂

春分前后，春阳之气上升快，气候逐渐转暖，但此时气温水平仍然较低，忽冷忽热。加之此时人体血液循环和激素分泌提升，往往容易导致阴阳失调。

"春捂"正是顺应了此时阳气生发的养生方法。人们经历了一个棉衣"捂"过来的冬天，代谢功能较弱，面对春分时节冷暖空气交替频繁，昼夜温差较大的气候变化，不能迅速适应。此时要做到"勿太寒、勿太热"，预防感冒等呼吸道疾病的发生。"春捂"要把握一定限度，不能过分增添衣物，避免汗出过多而损伤人体阴阳之气。

老年人，特别是65岁以上的老年人更应该注意"春捂"。老年人对寒气比较敏感，有肩颈疾病的老年人要注意肩部与脖颈的保暖，防止疼痛加重。既往患有高血压、心脏病的老年人要时刻注意防寒保暖，谨防由于气温骤变而引起的中风、心肌梗死等疾病。

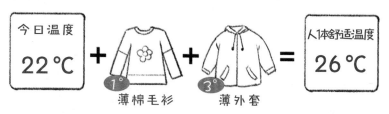

今日温度 22℃ + 薄棉毛衫 1° + 薄外套 3° = 人体舒适温度 26℃

"春捂"不能过分增添衣物，一件毛衫加一件薄外套，外出时身体微微出汗，就是合适的。

在这春光明媚的好时节，远离都市的喧嚣，投身到大自然的怀抱，或踏青郊野，或登山远眺，实为人生乐事。

春分正值冬春交替之际，万物萌芽，这时候空气中负离子的含量极多，空气清新，可选择天气适宜的时候与好友结伴登山，拥抱簇新的自然。

爬山不仅能增强人体器官组织的机能，全面锻炼身体，提高免疫力，还可以愉悦心情。爬山前要做好热身活动，保持呼吸节奏，避免在运动中受伤。根据身体实际情况选择合适的爬山高度和时间，以身体舒适、无明显气喘为宜，坡度不宜过大，时间不宜过长，速度不宜过快。如果感到疲劳，或有胸闷、心慌、出虚汗等不适，要立即停止运动，就地休息，千万不可勉强坚持，老年人要特别注意关节是否出现不适。

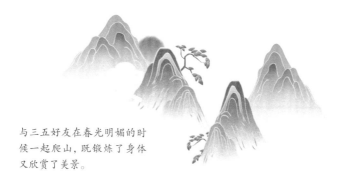

与三五好友在春光明媚的时候一起爬山，既锻炼了身体又欣赏了美景。

姜汁嫩菠菜，养肝又润燥

春分是各种植物萌生嫩芽的好时节，蒜苗、香椿、菠菜等都是正当季蔬菜，民间素有"春分吃春菜"的习俗。比如韭菜具有补阳的功效，可增强人体脾胃之气；豆芽、菠菜、莴笋等有助于活化机体功能；草莓等营养丰富的水果，能润肺生津、滋补养肝。

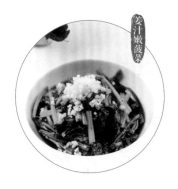

姜汁嫩菠菜

原料

菠菜300克，生姜1小块，生抽、香油、白砂糖、盐各适量。

做法

① 菠菜去根，洗净，切成6厘米左右的段；生姜去皮，切成末备用。

② 锅中放入适量水烧开，放入菠菜焯熟；将菠菜捞出过冷水，装盘。

③ 将姜末和适量生抽、香油、盐、白砂糖调成均匀的调味汁，把调好的调味汁浇在菠菜上即可。

中医特色疗法中，有一种在特定时节刺激穴位以提高机体免疫力的方法，名为"节气灸"。在季节交替的时候，许多年老体弱之人有的病情加重，有的诱发宿疾，或是变生新病。此时进行节气灸，能调动人体潜能以应对环境变化，达到防病保健的功效。

春分的"节气灸"可以用陈年艾绒做成艾条，点燃后在大椎穴、风门穴、肝俞穴等穴位施灸，使局部皮肤出现红晕为宜，不可过热。艾灸时间一般在15~30分钟为宜，3~5天艾灸1次即可。除艾灸外，坚持每天按摩、拍打肝胆经，有助肝气条达；坚持每天用温热水泡脚和梳头100~200下，有助全身气血畅通。

艾灸大椎穴、风门穴、肝俞穴

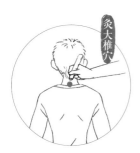 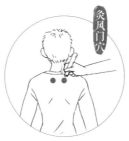 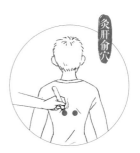

正坐低头时，位于颈部下端，第7颈椎棘突下凹陷处。即颈背交界椎骨高突处椎体下缘凹陷处。

位于背部，第2胸椎棘突下，旁开1.5寸。左右各一穴。低头屈颈，颈背交界处椎骨高突处向下推2个椎体，下缘旁开2横指处即是。

位于背部，第9胸椎棘突下，旁开1.5寸。左右各一穴。肩胛骨下角水平连线与脊柱相交处，下推2个椎体，正中线旁开2横指处即是。

柔肝养肺，散寒保暖

清明一般为每年公历4月4~6日。清明起初用以指导农业生产，后来渐渐有了扫墓祭祖、春游踏青等习俗。

清明，即天清地明，"万物皆洁齐而清明"。从清明开始，气温升高，雨水量也比之前增加。这一阶段处于仲春与暮春相交之时，正是冷暖空气交替相遇之际，不管是空气还是阳光，都干净清爽。但是清明昼夜温差明显，这时候更要注重身体的养护，饮食以清淡为主，做好保暖工作。

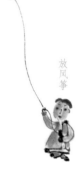

放风筝

当节气遇上节日：清明节

清明这一天，人们会去扫墓祭拜，表达思念和敬重之情。清明节这一天还有插柳的习俗，一是为了纪念农业之祖神农氏，二是为了纪念介子推。古人会在清明节这一天在风筝上画上表示疾病或灾难的画，出门迎风放风筝，在风筝飞到空中的时候剪断线，希望将霉运随风一起放走。还会到野外采许多荠菜花，晒干搓成草柱，然后点燃熏屋子，熏走蚊虫。

清明

〔唐〕杜牧

清明时节雨纷纷，
路上行人欲断魂。
借问酒家何处有，
牧童遥指杏花村。

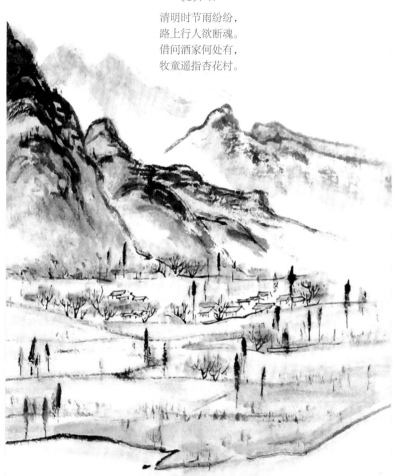

居

省酸增甘，宣泄悲伤

清明时节是清气上升的时候，应多食柔肝养肺之品，远离肥甘厚味。此时枯木逢春，是肝胆之气生发的时候，可以适量吃一些具有升发之性、味道偏于辛辣的食物，以鼓动体内肝胆之气，化解冬天储藏的能量，使其发散到体表。同时清明空气中湿气较重，适量吃点辣还能出汗排毒。当然也要多吃蔬菜和水果，以防上火，圣女果、小白菜等都是很好的选择。清明时节仍然属于春季，还是要以养肝为主，可以吃诸如大枣、豆制品、动物血等对肝脏有益的食物，使肝得到滋补，也能预防肝脏功能下降。清明时节尤其不宜饮酒，可以以茶代酒，保肝护肝。

清明时体内肝气特别旺盛，肝火过旺，脾的功能减弱，如果吃得不对，则有可能使人情绪失调，导致气血运行不畅。

因此酸味的食物应当适当减少，以免助长肝气，要"省酸增甘"，多食富含蛋白质、碳水化合物的食物，如蛋、奶、瘦肉及各类主食等。酸味食物如猕猴桃、柠檬、山楂、乌梅等，应适量少吃。

清明节也要慎食发物。发物一般是指有刺激性，容易诱发或加重某些疾病的食物。这个时

青团

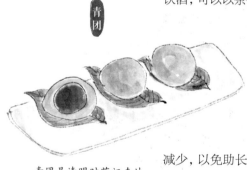

青团是清明时节江南地区的应季美食。但中老年人不宜多食，以免摄入过多热量。

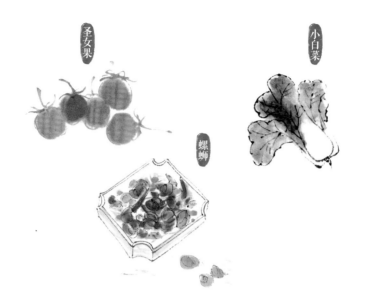

圣女果

小白菜

螺蛳

候人体阳气向上向外生发，内外阴阳不稳定，气血处于失调的状态，容易诱发心血管系统、消化系统、呼吸系统等的疾病，甚至加重皮肤病等。

　　慎食的发物有咸菜、竹笋、毛笋等蔬菜；鳕鱼、带鱼、虾、螃蟹等水产品，尤其是海产品；公鸡肉、猪头肉、鹅肉、驴肉等禽畜类。养生保健最重要的是要做到营养全面和均衡，而非坚决不吃发物。正常来说，适量食用发物一般不会引起不适。

　　由于在清明这一天有祭祖扫墓的传统，因此有些人难免会触景生情，思绪繁多，心情多有悲伤。如果不及时宣泄，不仅会阻碍体内阳气的生发，还会伤肝，因此要适度发泄。无论是大哭一场，还是向别人诉诉苦，或是外出散心，都是让自己平静下来的不错的选择。如太过愤怒，也应及时宣泄出来，而不要生闷气。

清明时节运动强度不宜过大，运动的目的是强健体魄，不需要高强度的剧烈运动，应避免大汗淋漓，防止阳气生发太过，气随汗脱。而太极拳动作舒缓，适合春季练习。

练太极拳时要保持深、长、细、缓、匀称的腹式呼吸，不仅可以增加胸腔的容气量，而且还能提高心肺功能。太极拳不需要有太好的运动基础，它灵活性大，也没有年龄限制，可以锻炼到身体的各个部位，可以改善骨质结构，提高筋腱韧性，对关节炎、颈椎病、肩周炎、腰椎间盘突出等有很好的康复作用。

养生保健，打简化的太极拳就可以了。这里给大家推荐几个动作。

1.扎马步，锻炼腿部肌肉

扎马步可以锻炼腿部肌肉和经络，增强大腿股四头肌的力量，进而更好地保护膝关节。

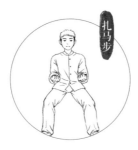

扎马步

双脚分开略比肩宽，慢慢下蹲，想象臀部下面有一张椅子，保持身体稳定并且臀部不碰到"椅子"。如果一开始做不到，可以先背部靠着墙，身体适应之后再练习。

2. 单鞭，调和脏腑

这个动作柔和，既能起到清利头目、疏通经络的作用，又有助于内在脏腑的协调。

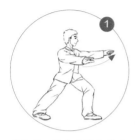 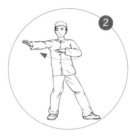 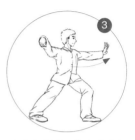

身体重心放在左腿上并下蹲，右脚尖稍微内八。同时身体向左转，带动手臂向左移动，直至两臂伸直。

双手成按掌型，两掌收于腹前，用腰部力量带动手臂向右转动，右臂伸直，左臂置于胸前。

右手成吊手，左手手掌翻转向前。提左腿向左侧迈出，同时左手向左前侧推出，右手保持吊手。

3. 拍击放松法，缓解疲劳

这个动作可以放松肩部肌肉，缓解疲劳。注意用腰的力量带动，旋转时不要旋转膝盖，不要甩头，腰部以下保持不动。

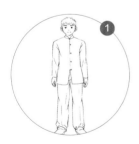 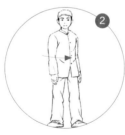 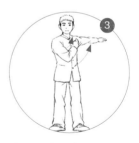

双脚站立与肩同宽，肩、胯与足外踝呈一条直线，双手臂自然下垂，两肩微沉，双手掌心相对，均匀呼吸。

微微屈膝，以腰部为轴向左旋转。

左旋时将左臂向左伸直，同时用右手拍打左肩。左右两侧交替进行。

清明吃螺肉，降脂又利湿

俗话说："清明螺，赛只鹅。"这时候正是螺蛳肉肥美的时候，让许多"吃货"欣喜不已。可以将螺蛳肉与葱、姜、蒜或韭菜一起炒食。

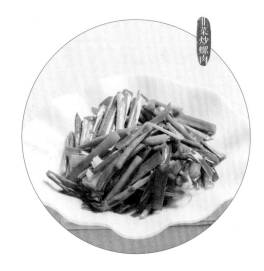

韭菜炒螺肉

原料

青壳螺蛳1000克，韭菜200克，盐、料酒、酱油、醋、植物油各适量。

做法

① 将青壳螺蛳用清水养1~2天，再大火烫熟捞出，挑出螺肉并洗净；韭菜洗净，切段。

② 小碗内放盐、料酒、酱油、醋拌成调味汁。

③ 锅内放油烧热，放入韭菜翻炒至断生，再放入螺肉，淋入调味汁炒熟即可。

在清明时节做一道新鲜又好吃的韭菜炒螺肉，既清热利湿，又降脂通便，享受美味的同时也能滋补阳气。

"且将新火试新茶"，清明温度适宜，但风比较燥，体内阳火又盛，适合喝点绿茶或花茶，清热润燥。

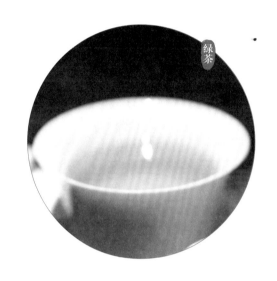

绿茶

原料

西湖龙井或碧螺春等绿茶5克。

做法

①取适量茶叶放入茶杯中。

②将80℃左右的水倒入茶杯中冲泡即可。

绿茶具有利水祛湿、清肝利胆的功效，同时也可以促进血液循环，加快新陈代谢。泡茶建议使用80℃左右的水，温度过高容易破坏茶叶的营养成分，温度过低则影响口感且不易析出营养成分。

「开弓射箭式」，调理肝胆

清明时练习导引术中的"开弓射箭式"，可疏肝利胆，使气血通畅。练习时，两臂如拉弓射箭一般，让体内的内劲、内气如箭一般蓄势待发。

开弓射箭式

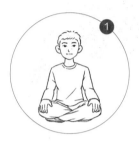

起势：做导引之前先找到舒服姿势，正身端坐，双腿盘起，均匀呼吸，放松身心。

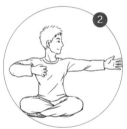

两臂分别向左右两侧伸直，拉弓的手为半握拳，另一只手自然成掌。右手移动至左胸前，半握拳做拉弓状，目视左手。

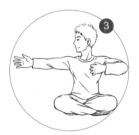

还原，反方向重复动作。左右各做五六次。结束后恢复到起势的姿势，放松全身。

"开弓射箭式"可改善颈、肩、胸背、手臂等部位的不适。练习时双手臂应尽量与肩部平行，做动作时不要晃动身体，保持身体稳定。

清明降雨较之前增多，人体易湿气重，可以选择至阳穴、命门穴艾灸，起到通畅体内阳气的功效。中医有言："头面合谷收"，选择合谷穴艾灸，有祛风散寒、缓解头面部不适的作用；配合艾灸膈俞穴，可预防感冒、皮肤病。

艾灸至阳穴、合谷穴、命门穴、膈俞穴

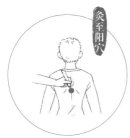

灸至阳穴

两侧肩胛骨下角连线与后正中线相交处椎体，下缘凹陷处即是。

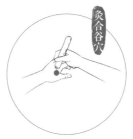

灸合谷穴

又名虎口，位于第2掌骨桡侧中点处。轻握拳，拇、食指指尖轻触，另一手握拳外，拇指指腹垂直下压即是。

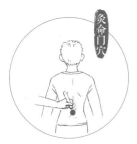

灸命门穴

肚脐水平线与后正中线交点，按压有凹陷处即是。

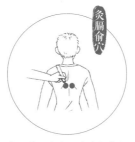

灸膈俞穴

肩胛骨下角水平连线与脊柱相交椎体处，下缘旁开2横指处即是。左右各一穴。

一般于清明前后3~5天艾灸1次，用艾条温和灸或艾炷间接灸，每次30分钟即可。

最宜清补，保护肝脾

谷雨一般是在每年公历4月19~21日，是春季的最后一个节气，寓意"雨生百谷"。随着谷雨的来临，春天的一切渐渐散去，热闹的夏天加快步伐走来。在这一时节，身体消化功能比较旺盛，所以是进补的好时机，要遵循清补的原则，不要给消化系统带来太大的负担。此时降水明显增加，田中的秧苗初插、作物新种，最需要雨水的滋润，正所谓"春雨贵如油"，这时候的雨水能促进农作物更好地生长。

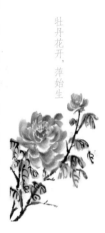

牡丹花开，萍始生

谷雨习俗

"谷雨过三天，园里看牡丹"，人们以此来形容这一节气百花盛开的人间春色。谷雨时节牡丹花开得特别娇艳，古时候人们会摘下牡丹花，用来泡茶或者做成糕点。有的人也会摘下松树的花，和蜂蜜一起做成香甜的松花饼，不仅口感清甜，而且可以润肺祛湿。古人还用桃花水洗浴的说法，取下盛开的桃花用来泡澡，可以清心祛火，避难消灾。

老圃堂

〔唐〕曹邺

邵平瓜地接吾庐，
谷雨十时手自锄。
昨日春风欺不在，
就床吹落读残书。

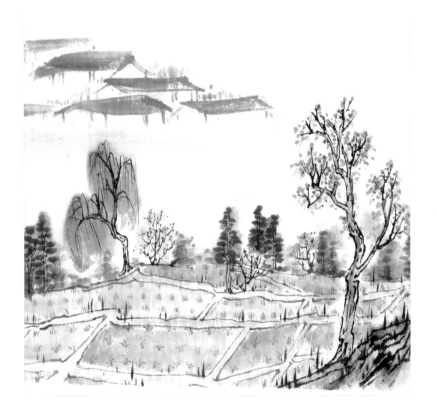

谷雨穿衣有『三暖』：暖背、暖脚、暖肚脐

谷雨时节，天气忽冷忽热，容易感冒。对于捉摸不定的天气，很多家长宁可给孩子多穿，也不愿意孩子冻着。其实，"春捂"也要有度，15℃是春捂的临界点，超过15℃度就要减衣，再捂下去反而容易诱发"春火"。孩子体内产生的热与潮湿一相遇，就容易生病。反观很多年轻人，迫不及待地开始像夏天一样穿衣服，其实季节还没有到，湿气很容易从裸露的部位进入体内。

谷雨节气穿衣应注意"三暖"：即暖背、暖脚、暖肚脐。女生尤其不要在阴雨天穿超短裙、露脐装、薄丝袜和露脚后跟的鞋，寒从脚底生，这样穿衣服容易湿寒入身，时间长了，会引发月经不调等妇科疾病。孩子可以多加个兜肚，老人可戴护腰、护膝来保暖。因为下雨频繁，平时衣物比较潮湿，所以建议穿一些棉质衣服，注意勤换贴身衣物。

很多人为了体形美，习惯穿紧身，这样不仅会影响气血运行，而且对皮肤也不好。因为谷雨是一个舒张、开放、宣泄的节气，所以无论从身体上还是心理上，都应该让自己无拘无束。

每件衣服能增加的温度

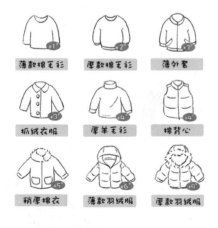

薄款棉毛衫 +1　厚款棉毛衫 +2　薄外套 +3
抓绒衣服 +3　厚羊毛衫 +4　棉背心 +4
稍厚棉衣 +5　薄款羽绒服 +6　厚款羽绒服 +9

体感的舒适温度为26℃，家长可以参考各类衣服的保暖程度，给孩子适量增减衣物。

谷雨前后十五天，脾处于旺盛时期，这个时候食欲容易变好，可适当进行轻补，但不宜过量，烹饪上要少油、少盐、少糖。胃肠有积热的人一旦饮食不节，就容易上火，甚至诱发春季腹泻、胃炎、胃溃疡等疾病。

中医"五色"理论认为黄色入脾，即黄色的食物可以养脾，在此节气不妨多吃。此外，中医还有"五味"理论，即酸、苦、甘、辛、咸。其中，甘味是入脾的。"春日宜省酸增甘，以养脾气"，否则肝火旺容易损伤脾胃，适当吃些偏甜的食物较为合适，比如适当多吃山药、百合、木耳等，熬煮成粥最养脾胃。

谷雨节气后空气湿度逐渐加大，需防"湿邪"侵袭伤身，在饮食中增加一些利水渗湿的食物，如玉米、茯苓、冬瓜、薏米等。

谷雨前后肝脏气伏，心气逐渐旺盛，应适时补气血，但又不能大补，可适当食用蒲公英、胡萝卜、黑豆、栗子、猪肝等相对平和的食材，不仅可以提高身体素质，抵抗春瘟，而且还可为安度盛夏打下基础。

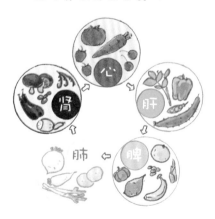

五味养生之五色食物

药补不如食补，五色搭配，滋养五脏。谷雨时节推荐多吃小米、土豆、南瓜、香蕉等黄色食物，滋养脾胃。

香椿拌豆腐，滋阴又护肝

人们把采摘和吃香椿叫作"吃春"。都说"雨前香椿嫩如丝"，谷雨前后正是香椿上市时节，此时香椿醇香爽口，营养价值高。香椿具有补肾健脾、滋阴润燥的作用，还含有维生素C，有助于提高免疫力。

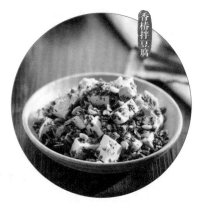

香椿拌豆腐

原料

香椿芽300克，北豆腐200克，盐、香油各适量。

做法

① 将香椿洗净，放入沸水中焯1分钟，捞出切碎。

② 豆腐切块，入沸水中焯2分钟捞出，放入凉水中浸泡一下，捞出装入盘中备用。

③ 豆腐上撒上香椿碎，加盐，淋上香油拌匀即可。

此外，谷雨可适当多吃一些滋阴的食物，如梨、苦瓜、蕨菜等。但患有风湿的人不宜吃生冷性凉的食物；体内有内火的人不要吃辣椒、生姜等温热助火之品。

《神农本草》中有记载："谷雨茶，久服安心益气……轻身不老。"适当喝茶不仅可以补充体液，增强血液循环，促进新陈代谢，还有利于消化吸收，减少代谢产物和毒素对身体的损害。

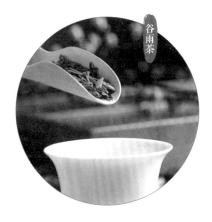

原料

绿茶或花茶适量，如碧螺春、黄山毛峰、玫瑰花茶等。

做法

取适量茶叶放入茶杯中，将沸水倒入茶杯中冲泡，待稍微晾凉后即可饮用。

用喝剩下的茶叶水洗脸，能预防皮肤病，使脸部皮肤光泽滑润柔软。用纱布蘸茶水敷在眼部黑眼圈处，每日1~2次，每次20~30分钟，有助于消除黑眼圈。

六字诀是一种吐纳法，通过六个字不同的发音口型，以牵动经络气血运行。准备动作：两脚分开，与肩同宽，保持身体成一条直线，抬头挺胸，松腰松胯，双膝微屈，全身放松，自然呼吸。

1. "嘘"字功，平肝气

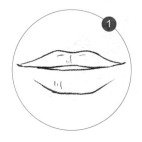

口型为两唇微合，有微微绷紧的感觉，舌尖向前并向内微缩，上下牙齿之间留一点缝隙。呼气念"嘘"字。

2. "呵"字功，可补心

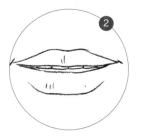

嘴半张开，以能插入自己的拇指为度，两腮有被向后拉的感觉，舌头贴于下颚，下颌放松。呼气念"呵"字。

3. "呼"字功，培脾气

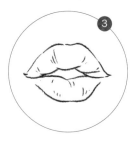

嘴唇撅起使成圆形，如管状，舌向上微卷，用力前伸。发"呼"字。

4."呬"字功，能润肺

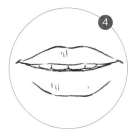

两唇微向后收，上下牙齿留一点缝隙，舌尖顶在下牙后。呼气念"呬"字，与"嘶"同音。

5."吹"字功，补肾气

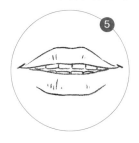

嘴唇撅起成撮口，然后两嘴角向后咧，微微向上翘，唇出音。呼气念"吹"字。

6."嘻"字功，理三焦

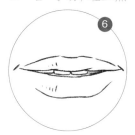

形似微笑的嘴型，舌稍后缩，舌尖向下，有喜气自得之貌。呼气念"嘻"字。

　　全态练习每个字，练习6次为1遍，做一次调整，再进行下个字的练习，早晚各完整练习3遍，日久必见效。

谷雨时节，可以在晚上拍打肝经，早上拍打胆经，配合经络按摩，不仅可以理清体内的浊气，还能让顺时养生事半功倍。

1.宽胸法，疏通经络

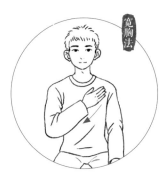

宽胸法

找到合适的坐姿，右手虚掌放在左乳上方，适当用力拍击并渐渐向另一侧移动，来回拍打10次。也可以将右手紧贴胸口，横向用力擦动20次；或将手放在腋下，沿腰侧由上至下来回按摩，直至发热。

2.擦侧腹，健脾理气

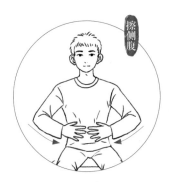

擦侧腹

找到合适的坐姿，双手分别放在两胁肋下，同时沿斜下方的方向，从小腹按摩至耻骨，反复20次。

3.拿腰肌，运行气血

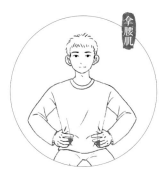

找到合适的坐姿，双手虎口卡在两侧腰部肌肉处，由上往下至髂部（即腰部下面，腹部两侧），适当用力捏腰部肌肉，反复10次。

4.常梳头，开窍宁神

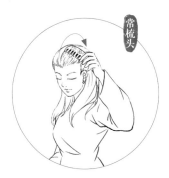

中医认为人体十二经脉和奇经八脉都汇聚于头部，每天可以用手指梳头，也可以用牛角或桃木梳子，由前额向后梳，力度适中，动作柔和，头皮有热、胀、麻感为宜，早晚各一次效果更好。常梳头可加强人体经络与全身各组织器官之间的沟通。

如果家中有孩子，这段时间可以帮孩子捏脊，三捏一提，对体弱的孩子特别适用。

立夏

心气通夏，重在养心

立夏一般为每年公历5月5~7日，是夏季的第一个节气。迎来了立夏，也就迎来了夏天。万事万物从欣欣然睁开眼的"慵懒"逐渐变成"火热"状态。风和太阳都变得火热。雨量开始增多，蔬果也开始成熟，自然界迸发出比春季更浓郁的生机。夏季是人体阳气旺盛、心气长旺的季节。夏季应该顺应阳气的升发，保护心气，避暑护阴。

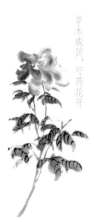

草木成茵，芍药花开

立夏习俗

有的地方有"立夏坐门槛，夏天疲倦多病"的说法。因为夏季雨水多，木头做的门槛里面会吸收水分，太阳晒过之后里面的潮湿之气会发散，对人的身体不好。

以前立夏还有称体重的习俗，人们会在木秤中间挂起一个凳子，让小孩子轮流坐在凳子上称体重，寓意称出好福气和好运气。

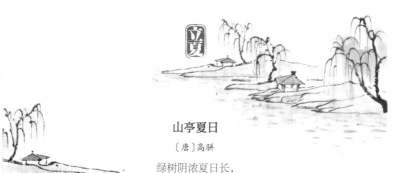

山亭夏日

〔唐〕高骈

绿树阴浓夏日长，
楼台倒影入池塘。
水晶帘动微风起，
满架蔷薇一院香。

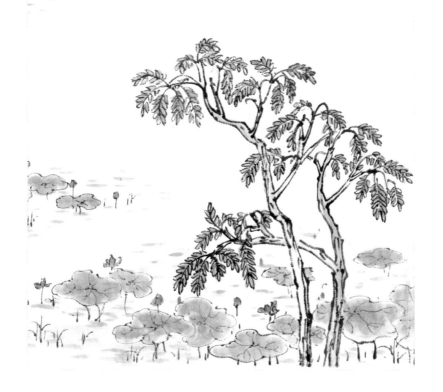

（居）

夏天到了，注意养心护神

夏季从立夏开始至大暑结束，是阳气最盛的季节。人体与自然界万物一样，也是阳气向外发散，气血运行旺盛，阳气发散在体表，体内阳气相对不足。因此，夏季养生的总原则为"养阳、养长"，养生的重点从"护肝"转为"养心"。

心与夏气相通应。在夏季，心阳最为旺盛，功能最强，也最为繁忙。而暑气易伤心，故夏季养生中尤其应该顾护心阳，保护心气，避暑护阴。暑气逼人，人体汗液大出，而"汗为心之液"，阳气易于耗散，所以夏季要"养阳"。

芦笋

杨花萝卜

芒果

夏季补水，适当吃清凉解暑的水果，按时进餐，多吃时令蔬菜，都有助于保持良好的身体机能。

夏季以暑热和湿邪为主要特征，人体消耗相比其他季节会大很多，暑湿之气容易乘虚而入。而人体难以通过水分蒸发来保持热量的平衡，导致体温调节功能紊乱，发生中暑。所以，夏季养生要注意防暑祛湿。可以多吃新鲜蔬菜瓜果，适当摄入一些优质蛋白，保持热量供给。多吃茯苓、莲子、百合等养心安神的食物，少吃过于辛辣刺激、过咸的食物。

夏季人们起得早，而晚上相对睡得晚，易造成睡眠不足，即老百姓常说的"夏打盹"。可以在中午"闭目养神"一会儿，调整状态，也即在"养心"。

明代医学家张景岳有言："有春夏不能养阳者，每因风凉生冷，伤此阳气。"立夏处于春夏之交，虽说天气逐渐炎热，但此时因晴雨变化无常，气温波动较大，早晚仍比较凉，要适当添加衣物，最好常备一件长袖衣，依外界环境随时加减衣服。睡觉时要做好保暖工作，以防受凉生病。同时，应减少或适度使用风扇和空调，空调温度尽可能调得高些，使用风扇和空调时不可正对风口，谨防受凉，特别是患有关节炎、慢性肠炎等疾病的人群。上班或在家期间，不宜在空调房呆太久，可到阴凉的户外如树荫下，呼吸新鲜空气。

立夏节气，人们汗出较多，腠理大开，极易受到外邪侵袭，导致风热感冒。因为气温波动较大，即使是平素体健之人，也容易患上呼吸道疾病如感冒、过敏性鼻炎等。

需要顾护阳气，就不宜饮用冰镇饮料或大量食用冰镇西瓜等寒性食物，以防寒邪侵袭胃肠道。日常解渴可选择温热的白开水或是淡盐水。如果经常呆在空调房，更应多补充水分。

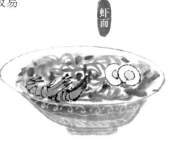

立夏时，闽南地区有吃虾面的习俗，"虾"与"夏"同音，以此表达对夏天的祝愿。

「目宜长运」，赶走疲劳

唐代名医孙思邈，虽然年过百岁，但眼睛不花。"目宜长运"是他平时常用又流传下来的养眼功法。现代人长时间阅读或使用手机、电脑屏幕，容易引起干眼症或者出现视力下降、易流泪的症状。可以做眼保健操或者多活动眼球，以缓解眼睛干涩以及视疲劳。

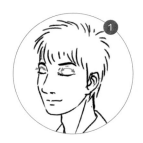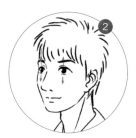

吸入清气，闭上眼睛，转动眼球，向左右方向各转7次，再快速睁开眼睛，快速看前方物体，感觉眼内有热气。转动眼球时，短暂地憋气，睁眼时尽力呼出浊气，做7遍。

通过眼睛的运动，使眼内经络气血通畅，以达到消除睫状肌紧张或痉挛，缓解视疲劳及消除初期翳状赘肉（即在接近角膜一侧的结膜充血，形成三角形的血管纤维膜，多为红白色）的目的。立夏时节，在午睡前转一下眼球，可以增强午睡质量，提高下午工作或学习的效率。

立夏时节，饮食调养宜增酸减苦，以助肝调胃、养心安神，忌吃得过于油腻、过咸，中老年人宜以粥及汤品为主。

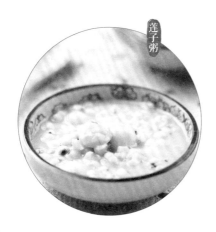

莲子粥

原料

百合30克，莲子10克，粳米100克。

做法

①将百合、莲子及粳米淘洗干净。

②将洗净的食材放入锅中，加适量水，用大火煮开后，改小火炖至粥烂即可。

百合性微寒，味甘、微苦，有润肺止咳、清新养神的作用。与莲子搭配，起到事半功倍的效果。此粥尤其适合心烦易怒、失眠多梦的人群食用。

喝『立夏茶』，迎接夏日

立夏是一年新茶初焙、悠闲品尝的好时节，民间一直有喝"立夏茶"的习俗，认为"不饮立夏茶，一夏苦难熬"，即指喝"立夏茶"，可消解酷暑、清除百病，安然地度过夏天。此外，此时气温升高，人体新陈代谢旺盛，使人体水液丢失过快，适当饮茶，可补充机体水分。

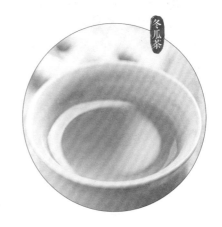

冬瓜茶

原料

冬瓜适量。

做法

将冬瓜洗净，切片煮水，煮沸待凉后，即可饮用。

冬瓜茶具有清热解毒、生津止渴、清肝明目之功效，是夏季养生保健的理想饮品。除此以外，在立夏之日还可饮用蒲公英茶、金银花茶、荷叶茶、茉莉花茶等，都有明目、祛暑、利肠胃的功效，特别适合"三高"人群以及减肥人士。

1.拍心经

炎热的夏季，由于汗出较多，心脏津液容易亏虚，血液黏滞则心脉容易堵塞不通。此季节疏通心脏经脉至关重要，拍心经就是一种简单的经络拍打养生法。

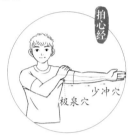

沿胸部、上肢内侧中线和内侧线的方向，每次拍打50~100次，可以疏通心脏经脉，振奋心气。

2.按揉心包经

11~13点是最利于养心的时间段。尤其在饭后半小时左右，如果适当地刺激心包经，可以增加心脏供血，有效地保护心脏。

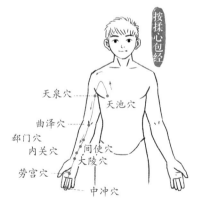

用一只手沿对侧心包经的循行部位，从中指尖向上沿途按揉，劳宫穴、中冲穴等穴位重点按揉。

小满

注重养气，慎避湿邪

小满一般为每年公历5月20~22日。最初，小满取意"万物小得盈满"。小满节气有两层意思：一方面与农候相关，指农作物饱满，夏熟作物开始灌浆，但尚未饱满，只是"小满"；另一方面与降水相关，指雨量增多，江河小满，以此来形容雨水的盈满。

小满节气的到来往往预示着夏季的闷热潮湿天气即将来临，要注意养气护阳、防暑避湿，同时做到起居有节、"无厌于日"，适度运动，轻松度过炎热的夏季。

绣球花开，麦粒渐圆

小满习俗

小满前后正是吃苦菜的时节。《本草纲目》中记载："苦菜，久服，安心益气，轻身、耐老。"苦菜具有清热、凉血解毒及醒酒之功效。苦菜中含有丰富的维生素、钾、钙等营养元素，对预防和治疗疾病、维持人体正常的生理活动和消暑保健有较好的作用，此外还有抗菌、解热、消炎、明目等作用。

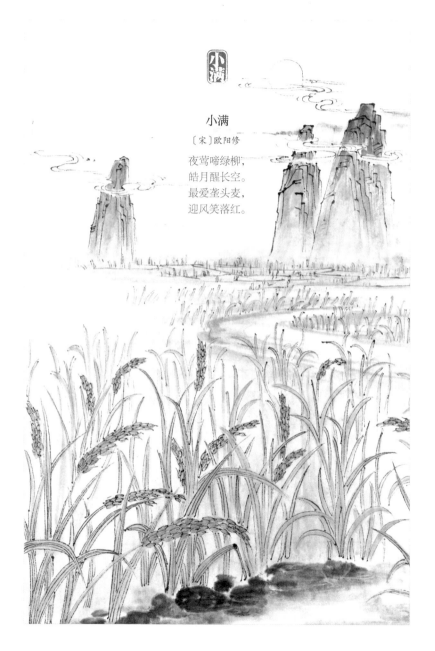

小满

〔宋〕欧阳修

夜莺啼绿柳，
皓月醒长空。
最爱垄头麦，
迎风笑落红。

使志无怒，调畅情志

怒伤肝

小满时节尽量不要发火，尤忌大喜大怒，应使志无怒，宁心开怀，防止意外发生。

"小满是福，不求太足"，过满则方，是古人"中则正"的智慧。

小满节气后天气变得闷热，湿热之气比较旺盛，容易伤气。气伤或气虚导致乏力虚弱，气实导致气机紊乱而烦躁易怒。因此小满养生要注重调气。宋代养生家陈直对于"养气"有七法：一者少言语，养内气；二者戒色欲，养精气；三者薄滋味，养血气；四者咽津液，养脏气；五者莫嗔怒，养肝气；六者美饮食，养胃气；七者少思虑，养心气。只有这样才能"正气存内，邪不可干"。

中医有言"百病生于气"，夏季气温升高，情绪上一方面要保持乐观开朗、积极进取，以使气机得到合理的宣导；另一方面，"火气通于心"，炎热之时人们容易心烦、焦躁，不良情绪会影响体内气血的运行。所谓"心乱则生百病，心静则万病悉去"。可以通过书法、绘画、下棋、听音乐等方式调畅情志，让心静下来。

尤其对于老年人而言，情绪剧烈波动，气血上逆，很可能诱发或加重心脑血管疾病。可多参与一些户外活动怡养性情，到空旷开阔的地方散步、慢跑，特别是多到公园、树林等地，亲近大自然，多晒太阳也可使人心情愉悦。

中医认为，夏季五行属火，五味对应为苦味，五脏对应为心。小满以后，阳气生发，心火容易旺盛，易出现口疮、痤疮、心烦、便秘等症状，宜吃苦味食物，有助于清热泻火，缓解上述症状。我国古代将小满分为三候，其中一候为苦菜秀，即小满正是吃苦菜的时节。苦菜，广义上指的是有苦味的蔬菜，常具有清热解毒的作用，可预防夏季皮肤疔疖等。肥胖人群以及患有糖尿病、脂肪肝、高脂血症等病的患者均可多食苦味食物，尤其是苦味蔬菜。从营养学的角度来说，苦菜中含有丰富的胡萝卜素、维生素C、氨基酸以及钾、钙等，对消暑保健有较好的作用。但脾胃虚寒者不宜食用苦味食物，以免苦寒败胃。

小满过后，天气渐热，环境潮湿，"湿热之邪"较重，此时容易出现腹泻、大便黏滞不爽等不适症状。湿热之邪最易损伤脾胃，饮食调养宜以清淡为主，尽量少吃甘肥厚味或酸涩辛辣、性属温热助火之品及油煎熏烤等食物。

此时节若贪凉饮冷，则内脏阳气耗损，对健康危害极大，易导致腹痛、腹泻等症状。因此，饮食方面要注意避免过量食用生冷食物。

枸杞苗

枸杞苗味苦、甘，具有清热补虚、养肝明目的功效。小满时节可以用它泡水喝，也可以与鸡蛋一同炒食。

薏米百合粥，健脾祛湿很轻松

小满时节，天气较闷热，可选择健脾、祛湿、和胃的食材。薏米性味甘淡、微寒，有利水消肿、舒筋除痹等功效，而且容易被人体消化吸收。

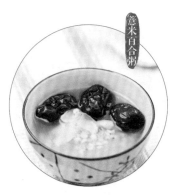

薏米百合粥

原料

薏米、粳米各50克，百合20克，红枣3颗。

做法

① 将薏米、百合洗净，浸泡2小时左右；粳米淘洗干净，备用。

② 将3种原料一同放入加了适量水的砂锅中，用大火煮沸后，放入红枣，再用小火熬煮成粥。

薏米祛湿效果虽好，但寒性太重，如果直接煮来吃，会伤脾，加重体内的湿气。因此，薏米要和健脾的食物一起食用，如百合、粳米等，起到互补的功效。

小满时节，适当饮茶，既可补充机体水分，又能起到清热养阴、宁心安神的作用。汗为心之液，在内为血，在外为汗，饮热茶见汗，有利于代谢浊物从皮肤的毛孔排出，可散上焦之热，使阳气向上、向外生发。

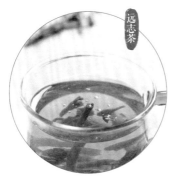

远志茶

原料

远志适量，茉莉花2-3朵。

做法

将远志和茉莉花一同放入杯中，用200毫升开水冲泡，温浸片刻后即可饮用。

远志具有安神益智、祛痰解郁的作用；茉莉花可生津止渴、清心安神，又有理气、开郁的作用。两者合用，能够缓解惊悸、失眠等心神不安的症状。对于儿童、老人以及素体虚寒者，要少食冷饮，以免伤及中焦脾胃，引起腹泻。

做八段锦，「使气得泄」

小满阳气生发，总的趋势是向上、向外的。要顺应这一趋势，多与阳光接触，增加户外运动，有利于调动体内的阳气运行，以促进气血循环，"使气得泄"。

八段锦动作比较舒缓，适合各年龄段的人锻炼。练习八段锦可以调节精气神，缓解疲劳，提高身体免疫力。

小满时节心脏为夏季主令，心火偏旺，可多练习"摇头摆尾祛心火"这一式，以清热降火；脾胃虚弱的人群，可以练习"调理脾胃须单举"这一式，有健脾和胃的功效。

1.摇头摆尾祛心火

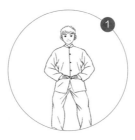 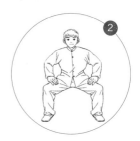

自然站立，目视前方。左脚横跨一大步，手掌向下，放于腹部。

蹲马步，身体保持端正，双手虎口向内，掌心向下，放在膝盖上方约15厘米处。目视前方。

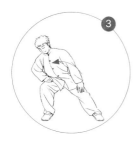

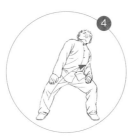

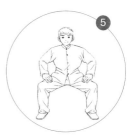

先将重心移至右脚，身体
再向右倾，随之俯身，目视
右脚。

身体保持稳定，向左上方
抬头，重心移至左脚，随
后身体向右倾。

重心移至两脚中央。身体
回到端正状态，眼睛向前看。
一左一右为1遍，共做3遍。

2.调理脾胃须单举

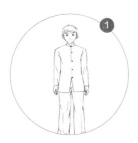

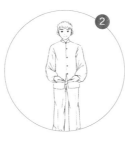

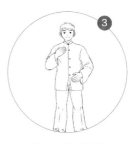

站直，两臂自然下垂。

双手前伸，掌心朝上。

双手抬至脸前并翻转，使
左手在下，右手在上，做阴
阳掌动作。

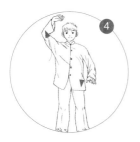

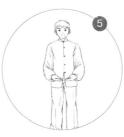

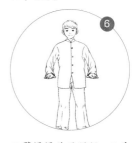

右手上举至头顶上，成托
天姿势；左手手掌下压成
按地姿势。

双手前伸，掌心朝上。

双臂慢慢放至腰间，双手
掌心向下，目视前方。一
左一右为1遍，共做3遍。

经常梳头，促进血液循环

中医认为，"头为诸阳之会"，梳头"拿五经"可以刺激头部的穴位，起到疏通经络、调节神经功能、改善血液循环、促进新陈代谢的功效。

拿五经

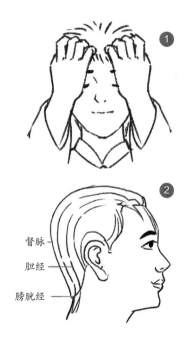

督脉
胆经
膀胱经

先是用五指分别点按头部中间的督脉经穴，两旁的膀胱经、胆经，共5条经脉，称为"拿五经"。然后用双手十指从前额向后梳，每天梳3~5次，每次3~5分钟，晚上睡前最好再梳3~5分钟。

经常梳头，可使人的面容红润，精神焕发。此外，还能防治失眠、眩晕、心悸、中风等疾患。

1.按揉足三里穴

小满以后，气温不断升高，天气渐热，暑热邪盛，汗液的排泄也会加快，"气随汗脱"，人体的阳气也会因此受损。此外，热天人们比较贪凉，比如吹空调、吃冷饮等，寒气容易侵入体内。而健脾益气比较适合按揉足三里穴，一般每天按揉5~10分钟。

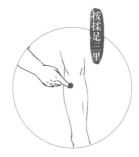

按揉足三里

位于胫骨前缘外侧旁开1寸的位置。站位弯腰，同侧虎口围住髌骨上外缘，余四指向下，中指指尖处。

2.按揉劳宫穴

劳宫穴为心包经上的穴位，经常按揉此穴可清心安神、消肿止痛，防治中暑、心悸、心痛、烦闷、口疮等。一般每天按揉5~10分钟。

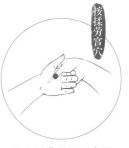

按揉劳宫穴

位于握拳屈指时中指指尖所指掌心处，按压有酸痛感处。

3.掐揉中冲穴

中冲穴属于心包经上的穴位，经常掐按可泻心火，防治口舌生疮。按摩时，可用左手手指甲掐按右手的中冲穴1分钟左右，再用右手手指甲掐按左手中冲穴1分钟左右。

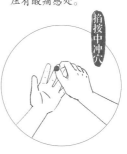

掐按中冲穴

位于中指指尖末端最高点。

芒种

活动关节，饮食『清补』

芒种一般为每年公历6月5~7日。此时中国大部分地区的农业生产正处于"夏收、夏种、夏管"的"三夏"大忙季节。

"芒种梅雨天，留神湿病生"。芒种时节南方进入连绵阴雨的梅雨季节，也就是所谓的"黄梅天"。空气十分潮湿，天气异常湿热，各种衣物器具极易发霉，北方则常遇雷雨、阵雨天。要注意防湿，增强体质，避免季节性疾病和传染病的发生。

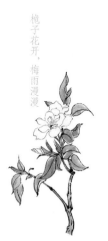

栀子花开，梅雨漫漫

 当节气遇上节日：端午节

端午节在每年的农历五月初五，有吃粽子、插艾草、赛龙舟和喝雄黄酒等习俗。节日免不了有各种佳肴，面对美食要经得住"诱惑"。虽然粽子味美，其中的糯米又有健脾养胃的功效，但糯米不易消化，因此吃粽子要适量，以减轻胃肠的负担。

约客

〔宋〕赵师秀

黄梅时节家家雨，
青草池塘处处蛙。
有约不来过夜半，
闲敲棋子落灯花。

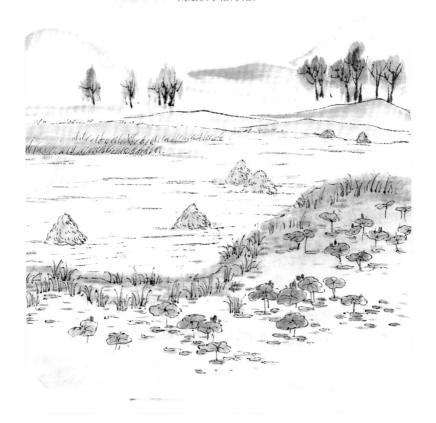

（衣）

衣着宽松，勤洗勤换

芒种时节气温升高，空气湿热，应穿透气性好、吸湿性强的衣服，如棉布、丝绸、亚麻等制品。衣着应以短衫、短裙、短裤为好，并尽量选择宽松的款式，这样有利于通风散热。衣服颜色宜以浅色为主，可减少对阳光和热量的吸收，被蚊子叮咬的概率较深色衣服小。民间有"未食端午粽，破裘不可送"的说法。这句话的意思是，端午节没过，御寒的衣服不要脱去或送人，以免受寒。

由于天热，衣衫要勤洗勤换。天气炎热，人体的表皮血管和汗腺孔扩张，出汗很多，入睡后易受凉感冒，俗称"热伤风"。平时要注意锻炼强身，并随早晚天气变化及时增减衣服。

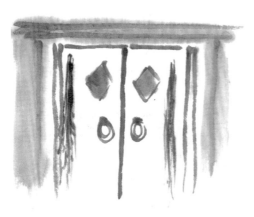

端午节在芒种前后来临，家家户户会将艾草用红纸或红绳绑成一束挂在门上，不仅可以辟邪，也有驱蚊的作用。

从芒种节气开始雨水较多，可用除湿机或放置干燥剂除湿气。这个时候蚊子增多，除了悬挂蚊帐外，还可以在室内摆放1~2盆盛开的茉莉花、米兰或夜来香，这些花的香气可以有效地起到驱蚊的作用。

"徒手划桨"运动可以很好地锻炼人体腰背部肌肉的力量，改善肌肉上结缔组织的生理活性，让人全身都感觉很轻松。

从中医学的角度看，腰背部的穴位非常多，"徒手划桨"运动可直接刺激这些穴位，有利于通利筋脉。每次运动时，前5分钟速度要慢，循序渐进逐渐加快，这样可保证腰背部充分热身，不会因动作幅度过大而受伤。

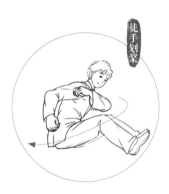

徒手划桨

做动作时保持身体稳定，用腰腹核心力量带动身体左右转动。刚开始可以做慢一点，以动作标准为主，体会手臂、腰腹、背部等肌肉发力的感觉。熟练后可加快速度。

如果有条件，可以在专业人士的指导下试试划龙舟运动，在划龙舟的过程中带动全身的肌肉，体会运动带来的畅快之感。也可以去观赏赛龙舟，为选手们加油，在感受节日氛围的同时也走到户外，既呼吸了新鲜空气，又愉悦了心情。

苦瓜蜜茶：清热降压，生津除烦

夏天到了，不仅植物开始快速生长，人们体内的心火也逐渐旺盛起来，吃点"苦"可以给心火"降降温"，将火转移到肾水的位置，温暖下半身。苦瓜有利尿活血、消炎退热、清心明目的功效，在夏天来上一杯苦瓜蜜茶，祛火又清爽。

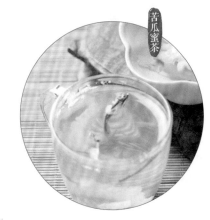

苦瓜蜜茶

原料

苦瓜干5克，蜂蜜适量。

做法

① 将苦瓜干放入杯中，加入300毫升沸水。

② 加盖闷泡10分钟，加适量蜂蜜，使味道更加浓郁。

此外，芒种也是栀子花盛开的时节，栀子花不仅芬芳美丽，还有很好的药用价值，其根、叶、果实都可以入药，具有泻火利尿、清热解毒的功效。茶里也可以加点栀子花，花香让人心情愉悦，还有益于身体健康。

芒种时节空气湿度大，湿热之气难免会随着呼吸进入体内，让人产生困倦之感。因此练练毛孔调息功，每次20分钟，可达到祛病排湿之目的。

毛孔调息功

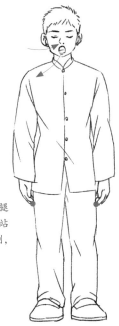

风市穴位于在大腿外侧部的中线上，站立时手下垂于体侧，中指指尖处即是。

①自然站立，双脚分开与肩同宽，双臂自然下垂，掌心朝内侧，中指指尖紧贴风市穴，舌头抵住上腭，保持均匀的呼吸。

②全身放松，两眼微闭或两眼平视，两膝盖微屈，思想集中。呼气时想象全身的毛孔都张开，向外排气，使一切病气、浊气都排出去；吸气时想象全身的毛孔都在采气，内脏各器官也与宇宙中之大气同呼吸。

温胃三法，散寒止痛

进入芒种，人的心火旺盛，能促进新陈代谢，使身体由内而外地暖起来，是驱寒的好时机。这里提到的"温胃三法"，常练可止胃痛、驱胃寒、养胃气。

温胃三法

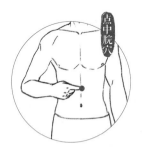

①点中脘穴：中脘穴在上腹部，前正中线上，肚脐往上5横指处。用食指点按1分钟，中脘穴处会有热热的感觉。

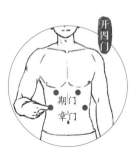

②开四门：四门即章门穴和期门穴，左右各两个。章门穴在侧腹部，第11肋游离端下方。正坐，屈肘合腋，肘尖所指处，按压有酸胀感处。期门穴在乳头下方，第6肋间隙处，前正中线旁开4寸。正坐或仰卧，自乳头垂直向下推2个肋间隙，按压有酸胀感处。用双手掌根推揉两肋至发热。

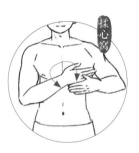

③揉心窝：心窝是中脘穴以上、胸骨以下的位置，即心口部。按摩时用掌根沿顺时针、逆时针方向各揉36圈。

药浴能达到健身防病之目的。这里推荐一种芒种时节常见的药浴——五枝汤。五枝汤具有滋养血脉和祛除瘴毒的功效。

五枝包括桃枝、柳枝、麻枝、槐枝、桂枝。准备同等量的上述药材，用纱布包好，加入10倍于药物的水，浸泡30分钟之后，煎煮30分钟，取药水洗浴。

此外，药浴的方法多种多样，以下是三种常用的药浴方式。

①浸浴：即把煎煮好的药水倒入洗浴水中。有条件的话可以每天1次。这种药浴方法适合全身浸浴，也可以用于身体不适处的泡洗。

②烫敷：把药物分别放进2个纱布袋中，然后蒸透，趁热交替将这2个纱布袋放在身体不适处烫敷。在烫敷的同时加上按摩，效果更佳。每次20~30分钟，每日1~2次，2~3周为1个疗程。

③熏蒸：把药材放进纱布里面，然后进行煎煮，利用这些药材的蒸汽来熏不适处，此种方法多适用于蒸汽室。

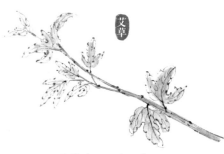

艾草

芒种前后正值端午，可以用艾草饼煮水洗浴，尤其是家有小朋友，用艾草饼洗浴可以驱蚊，治疗湿疹等病。

夏至

昼长夜短，降火解暑

夏至一般为每年公历6月20~22日，夏至是二十四节气中最早被确定的一个节气。夏至为天地之间阳极转阴之时。在这一天白昼最长、黑夜最短，好似万事万物都达到了顶点，人体内的阳气攀上高峰，这个时候要清泄暑热。此节田间的害虫和杂草也在"野蛮"生长，要及时除草杀虫，以免影响农作物生长。

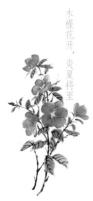

木槿花开，炎夏将至

夏至习俗

在古代，人们在夏至这一天互相赠送脂粉和扇子，脂粉可以涂在身上预防痱子，扇子可以用来驱热避暑。

在夏至这一天，岭南地区的荔枝相继成熟，甘甜多汁让人垂涎三尺。但是荔枝性热，吃多了容易上火，适量吃，解解馋就行了。江南地区会烙夏至饼吃。把新面擀成薄饼烤熟，吃的时候放入青菜、豆腐和腊肉，还会送给亲友。

竹枝词二首（其一）

〔唐〕刘禹锡

杨柳青青江水平，闻郎江上唱歌声。
东边日出西边雨，道是无晴却有晴。

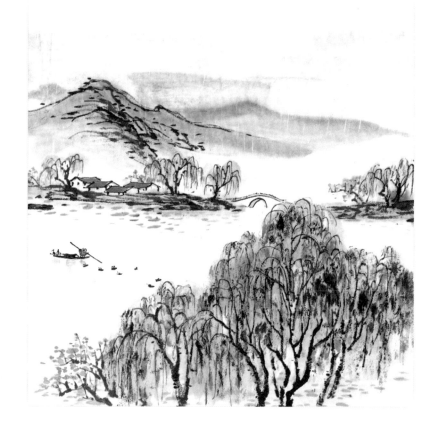

睡『子午觉』，及时除螨

子时睡觉最能养阴，睡眠效果也最好，因此晚上睡觉时间不应超过11点。中午11点至下午1点之间，可以适当小憩，以30分钟左右为宜，有利于人体阳气的生发，缓解疲劳。

中医认为石膏性大寒，用石膏做枕头，以寒克热，能自然调节人体温度，有镇静、除烦、防暑的作用，夏天使用最佳。

酷暑时节，很多人喜欢睡凉席，皮屑、灰尘等很容易混合在汗液中滴落在凉席的缝隙间，为螨虫创造了繁殖的"温床"。所以一定要定期清洗凉席，要先用热水反复擦洗，再放在阳光下晒几个小时。如果发现螨虫已经在凉席中"安家"了，可以把樟脑丸敲碎，均匀撒在席面上，卷起凉席。1小时后把樟脑丸的碎末清理干净，再用水进行擦洗，最后放在阳光下晒。

心阳在夏季最为旺盛，夏日炎炎，往往让人心烦意乱，而烦则更热，这会影响人体的功能活动。这时候要保持心态的平和，使心情舒畅、气血和缓，正所谓"心静自然凉"。吃点甜食，做做运动，都能带来好心情。

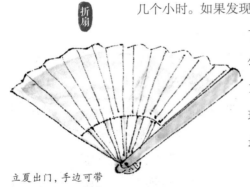

折扇

立夏出门，手边可带把折扇，既防暑降温，扇扇子还能锻炼手腕的灵活度。

从夏至开始，阳极阴生，一方面要顺应夏季阳盛于外的特点，注意保护阳气，顺应中医"春夏养阳"的特点。另一方面，夏至也是所谓"阴阳争死生分"的时节。尽管天气炎热，但是阴气已开始悄悄生长，因此在保护阳气的同时也要兼顾滋阴。

夏至时，不少人喜欢赤膊露背，或穿得很少，认为这样更加凉爽，其实这对健康很不利。中医认为，背部是督脉所在，主管着人体全身的阳气，背部如果受寒，会阻碍全身阳气运行，使人体出现腹痛、腹泻、食欲不振等症状。因此，虽然夏至气候炎热，但一定不可贪凉，不可不穿上衣或露背露脐，以免这些地方寒气入体，影响健康。如遇头顶凉风，还需添一顶帽子，以免受头痛之苦。

天气越来越炎热，很多商场、写字楼往往把空调开得很低，室内很冷，室外很热，温差过大很容易热伤风。带一件薄薄的披风就可以随时调节冷热。

另外，还要注意勤于更换衣物。夏天的衣服最好一天洗一次，不要穿有汗味的衣服，防止汗液滋生细菌，干净整洁、味道清爽的衣服更容易让人感觉清凉。

衣 不宜赤膊，阴阳兼顾

枣花

夏至这日，北方地区有戴枣花的习俗，将枣花别在衣服上，不仅能辟邪，还能辅助治疗腿脚不适。

夏至
101

游泳不仅锻炼人体的手、脚、腰、腹，而且惠及脏腑，如心、肺、肝等，特别对血管有益，所以被誉为"血管体操"。游泳在保护肌肉免受损伤的同时，还能强化肌肉力量，增强肌肉的灵活性；提高机体组织细胞的新陈代谢，改善心肺功能。由于在水中游泳消耗的热量高于在地面上的运动，可以很好地代谢体内脂肪类物质，避免脂肪堆积，有减脂塑性的效果。

选择合适的时间游泳也很重要。早上6~7点、下午4~5点、晚上7~8点都是不错的选择，每次游10~30分钟，每周2~3次即可。

在入水之前要充分地用冷水擦身并做好热身活动，这样可以使身体更好地适应冷水的刺激，防止抽筋等意外的发生。尽量不要在晚上10点之后游泳，这会导致神经过于兴奋造成失眠。

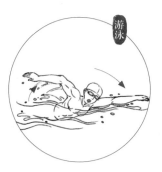

游泳吸气时把嘴张开，确实听到自己的吸气声最佳。在水下要用鼻子均匀地呼气。

人们常用"十指连心"来形容手指与心脏之间密切的联系。

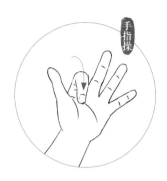

双手同时张开，手指自然伸直，按食指、中指、无名指、小指、拇指的顺序，用力弯曲手指。弯曲一指时，其余手指尽量伸直，这样依次弯曲、伸直，循环往复进行。

活动时，可双手同时进行练习，手指弯曲时尽量用力。每次练习不受时间和次数的限制，以产生酸痛感为佳。

夏至也可以穿薄底的鞋子，在公园的鹅卵石上散步，或者自己买指压板在家中多走走，不仅能够提高身体的平衡能力和灵活性，对高血压也有明显的改善作用。走鹅卵石的时间和强度都要遵循因人而异的原则。刚开始走的时候，由于不适应，脚会比较疼，这时候不要勉强，要循序渐进地增加时间；同时集中精力，避免扭伤或跌伤。

食

夏至吃碗面，健康看得见

"吃过夏至面，一天短一线"。在古代，一般到夏至人们都会举行祭祀仪式，以求保佑灾消年丰。此时田间新麦子成熟，人们以面食敬神，自然就有了吃面的习俗。

一方面，夏至新麦刚刚登场，所以吃面也有尝鲜的意思。新面粉做成的面条口感较好，人们可以汲取丰富的营养。另一方面，农历五月在过去一直被称为"毒月""恶月"，老北京人在夏至的时候讲究吃上一碗"锅挑儿"热面，意为"避恶"。在大热天里吃上一碗热面，可以帮助身体排汗，从而带走体内的湿气和暑气。在山东等地，夏至的时候人们要吃过水凉面，新麦做成的面条，过完凉水，吃起来清爽了许多，暑热之气也随之消散。

长长的面条代表在一年中这一天的白天最长，也有长寿的好寓意。吃面的时候可以搭配西红柿、黄瓜、萝卜、虾仁等，既吃到了美味的夏至面，又保证了营养的均衡。

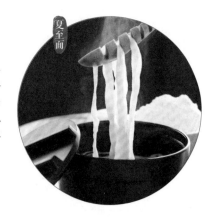

夏至面

夏季，人体外热内寒，脾胃相对较弱，饮食宜清淡，不宜肥甘厚味。此时节饮淡茶，既可补水，又可养脾胃、清心火。竹叶可以清热除烦、利尿排毒，荷叶有清热利湿、和胃宁神的功效，搭配上薄荷叶，给炎热的夏天带来清爽感。

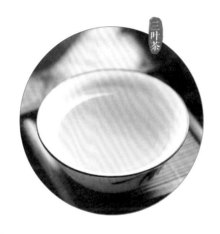

三叶茶

原料

荷叶、竹叶、薄荷叶各3~5克。

做法

将荷叶、竹叶、薄荷叶放入茶杯中，倒入开水冲泡，待凉后即可饮用。

夏季暑热，很多人食欲不振，而生姜有利于食物的消化和吸收，对于防暑度夏有一定益处。也可以将肉豆蔻研成末和姜汁一起食用，以调节脾胃虚寒等不适。

「争力」导引，促进阳气发散

"争力"指向两个相反方向的力量互相对抗。通过腿的屈伸和手脚的争力练习，能有效改善手脚缺少阳气的状况，使全身气脉通畅，让阳气发散到四肢末梢。

"争力"导引

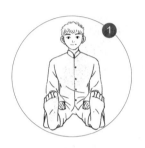

身体坐直坐正，两腿伸直，双手自然放在大腿上。

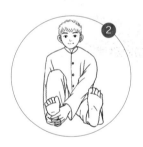

右腿屈膝，双手十指交叉相握，右脚踏在两掌中间。

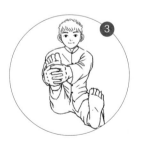

右脚向前蹬出；然后双手用力将右脚拉回。重复练习3次。

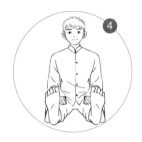

双手松开，右腿伸直，还原
成正身平坐的姿势。

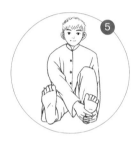

左腿屈膝，进行对侧的练习。
左右方向相反，方法相同，
重复练习3次。

在"争力"的过程中，身体其他部位要尽量放松，集中精神，体会手的热力向膝关节内部传导的感觉。中医认为"血得温则行"，通过温暖膝关节，能够防治膝关节疼痛。

腿向前蹬出时，两手用力阻止腿伸出；两手将脚拉回时，腿部向前用力阻止收回。两掌抱脚用力向前蹬出及抱脚用力内收屈腿时，手臂和腿的用力方向相反，形成矛盾力，但身体其他部位要尽量放松。有利于精神的集中，起到调身、调息、调心并练的作用，有助改善睡眠。

蹬腿时不要强求蹬直，关键在于腿和臂反方向用力练习，也就是放松、收紧，收紧、放松的过程，并在练习中体会"争力"的感觉。

小暑

小暑养眠，清热除烦

小暑一般为每年公历7月6~8日。小暑时分，伴随着炎热气息的到来，大地上最后一丝凉风消散，风中都携着热浪。

小暑的到来，意味着人们将要迎来"三伏天"的初伏，此时节热气初生，为接下来大暑的到来预热。此外，人体出汗也随之增多，消耗逐渐变大，容易疲惫犯困。因此这个时候要注意起居规律，保证睡眠，及时补充水分，顾护阳气，避免中暑。

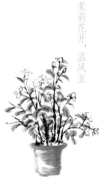

茉莉花开，温风至

小暑习俗

相传值此时节是古时龙宫"晒龙袍"的日子，农历六月初六，家家户户不约而同地晒衣物，又称"晒伏"。将久压箱底的冬季衣物在阳光下暴晒，以去潮气，防霉防蛀。

小暑也是莲花盛开的时节。南方有些地区会举办观莲节，男女老少们都到莲花池旁边赏莲花，美丽的莲花赏心悦目，自己的心情也舒畅愉悦。

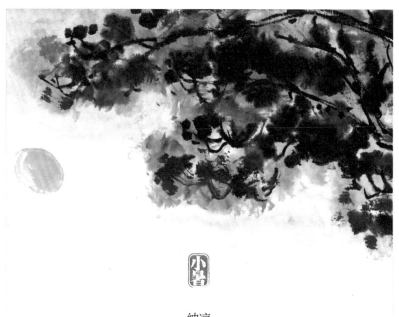

纳凉

〔宋〕秦观

携杖来追柳外凉，
画桥南畔倚胡床。
月明船笛参差起，
风定池莲自在香。

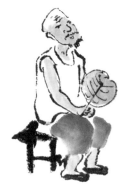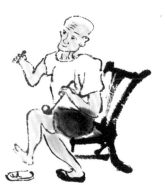

抓住冬病夏治好时机

（居）

小暑时节，正是人体阳气趋于旺盛的时候，此时大地之间温热气息加重，即使寒湿怕冷体质之人也感受到热浪来袭。此时节正是人体顾护正气，助阳气充盛的好时节，应该乘阳气旺盛之势，消暑热，治"冬病"。

对于一些常年患有冬季虚寒性疾病及反复发作的慢性疾患的人们，可值此阳气充盛的季节针对性调理。例如，慢性呼吸道疾病、鼻炎以及慢性关节炎患者，可选择艾灸、推拿、贴三伏贴等方法舒通经络、气血，以期缓解病情，甚至使之痊愈。

"小暑大暑，上蒸下煮。"小暑时节，天地间形成天然的"汗蒸房"，此时人体全身毛孔打开，皮肤血流运行加速，趁此时节进行体内脏腑排毒，再好不过。另外，也要遵循"春夏养阳"的原则，小暑前后，人们尤其是老年人要注意静养，减轻体力活动，减少人体耗能，保养人体阳气，避免阳气外泄太过，有助于强壮体魄及延年益寿。

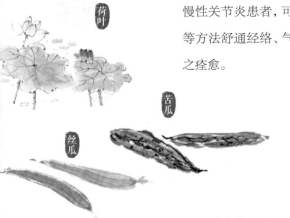

荷叶

苦瓜

丝瓜

小暑时经常食用苦瓜、丝瓜，不仅可以降火，还可以激发体内免疫系统防御功能，达到缓解旧疾的效果。

小暑宜养眠。夏日昼长夜短，很多人有晚睡的习惯，加之夜间休息不好，会大大增加心血管疾病的风险，许多高血压患者血压控制不好，心绞痛的患者也发作频繁。中青年人群要保证每晚7小时的高质量睡眠，以迟睡早起为宜，以适自然界天亮早、黑得晚的特点。还要养成定时起睡的习惯，建议晚上10~11点之间入睡，早上6~7点起床，并保持好自己的生物钟。

小暑时节由于天气炎热，老年人早上起床时应注意血压变化，尤其是血压控制欠佳的高血压病患者，晨起时应避免起床过快，醒来后拿出半分钟的时间活动一下手脚，再拿出半分钟坐立于床上，待血压适应好身体状态后再起床，可以大大减少脑血管疾病突发的可能。

此外，适当的午睡，可以补充精力及体力，还可以帮助人体控制心率和血压，恢复身体技能，缓解劳累。

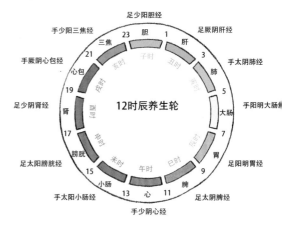

夏季养生以养心为主，中午11点至下午1点对应心，这时候休息一会儿能安心养神。

暑吃『三宝』，补虚安神

小暑节气这天，民间素有吃"三宝"的习俗，即黄鳝、蜜汁藕及绿豆芽。俗话说"小暑黄鳝赛人参"，黄鳝性温味甘，有补脾健肾、除风湿、强筋骨的作用。绿豆芽则有清解暑热、降火解毒的作用。

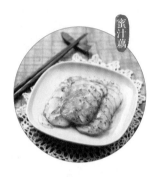

蜜汁藕

原料

藕500克，糯米、蜂蜜各50克。

做法

① 将藕洗干净，按节切开并削皮；将糯米淘洗干净。

② 切下藕的一头，露出藕孔，填入糯米，再用藕节头盖住，用竹签插牢。

③ 锅内倒水，放入藕，将灌米口朝上，大火烧开。

④ 覆上干净荷叶，盖上盖子，转用小火煮约2小时关火。

⑤ 取出藕放凉，切片摆盘，淋上蜂蜜即可。

小暑前后，人会呈现一种"无病三分虚"的状态，表现为嗜睡、倦怠、少食等，故饮食在解暑的同时还要注意补充体力。

中医有"脾生湿"的说法。暑，不仅代表热，还夹着湿气，因此在日常生活中，可以进行具有增强脾胃运化功能作用的导引练习，不仅能强健四肢，增强脾胃功能，还可使体内阳气向外发散。

1.翘足舒筋式

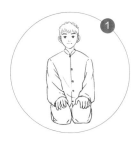

正身跪坐，双手自然放于两腿上，头摆正，脖子和背部挺直，均匀调整呼吸，集中精神，全身放松。

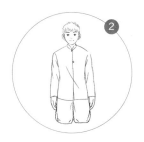

下巴微收，带动身体向上立起，成跪立姿势。

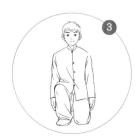

重心移向左腿，提右腿带动右脚向前踏地。

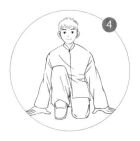

重心后移，臀部坐于左脚跟上，同时双手下落于身体两侧，十指撑地。右脚脚尖点地。

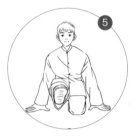

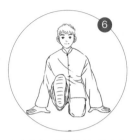

抬右腿，右脚向前缓缓踢
出，脚尖绷直。

勾右脚尖，保持片刻，伸右脚
尖，保持片刻。重复练习3次。

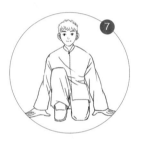

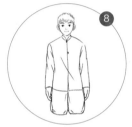

收右腿，右脚放在地上，脚
尖点地。

起身直立，两臂自然垂于
体侧，成跪立的姿势。

　　另一侧的练习动作同上，左右方向相反。左
右各做1次为1遍，共做3遍。

2.抬手养心

　　人在抬手侧平举时，周身运行的六条经脉，
即心经、肺经、心包经、大肠经、小肠经和三焦经
便被"灌满"了气血，加速气血运行，疏通郁积于
内脏的气血。

　　练习时，双手臂伸直，向身体的两侧舒展平
举，掌心方向任意，站着坐着都可以做。

小暑时节，暑湿病邪结伴而行，此时最需进行经穴按摩、艾灸、刮痧等，以达健脾化湿之功。

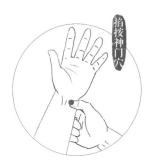

掐按神门穴

神门穴被誉为"养心安神第一穴"，位于手腕处，在靠近小拇指的一侧突出的一条筋与腕横纹相交的凹陷处。用拇指指端掐按神门穴，以感到酸胀为度，每次掐按2~3分钟，或拇指指腹点按10~15分钟，左右手交替进行，每日早晚各1次，艾灸、刮痧效果更佳。可以辅助治疗心烦、心悸、健忘、失眠、高血压等。

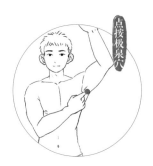

点按极泉穴

上臂外展，腋窝顶点可触摸到动脉搏动，按压有酸胀感处即是极泉穴。用右手食指摸到左侧极泉穴，并在穴位附近找到条索状点按，或者固定食指、中指并使指尖轻轻上扣，一前一后地来回弹拨条索状物，弹拨时会有全手电麻感，一般每天10次左右。

大暑

万物荣华，防暑避湿

大暑一般为每年公历7月22~24日，作为夏季的最后一个节气，正处于"三伏天"中伏前后，是一年中日照最多、最多雨、最潮湿的时段，这也昭示着大暑独具特色的"高热、高温、高湿"的三高天气特点。此时节还容易出现雷暴、台风等特殊天气。

大暑正是一年中万物生长、绽放的巅峰时刻。大暑过后便是立秋，气温将会急速转下，符合自然界物极必反的规律。大暑时节养生尤应注意防暑、防湿，适度休整。

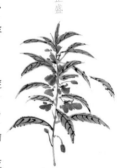

凤仙花开，酷热正盛

大暑习俗

民间有大暑"饮伏茶""烧伏香""晒伏姜"等民俗。伏茶是用金银花、甘草等中草药煮成的茶，有清凉消暑的作用。"晒伏姜"是将生姜与红糖混在一起晾晒后食用，可治疗胃寒、咳嗽等慢性病。而"烧伏香"，则祈福风调雨顺、五谷丰登。此外，部分南方地区还有"歇伏"的习惯，即在三伏天气温最高、光照最强的大暑时节，农民选择不劳作，多休息。

晓出净慈寺送林子方

〔宋〕杨万里

毕竟西湖六月中，风光不与四时同。
接天莲叶无穷碧，映日荷花别样红。

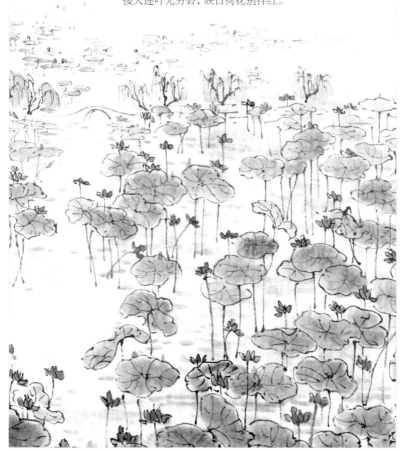

排暑祛湿，保证睡眠

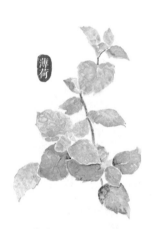

薄荷

薄荷不仅可以泡茶，还可以做成香囊随身携带，有驱虫、醒脑、理气的作用，特别适合大暑节气使用。

盛夏时分，阳热下降，水汽上腾，故感受湿热邪气者较多，更有甚者出现中暑情况。中医认为，湿邪易袭人体，阻碍气机。此时节居室应注意开窗通风，加速空气流通，减少室内的湿气、浊气。空调房间内的温度与室外温度相差应小于10℃，汗出后避免直接进入空调室内吹风，以防感冒。

"热天睡好觉，胜吃西洋参"。大暑时节，睡眠要做到定时、有度，保证充足的睡眠时间和良好的睡眠质量。不可因为工作、娱乐而加班、熬夜，这样不仅会扰乱人体的生物钟，也会过度消耗正气。可选择刺激性小、无毒的花露水，擦拭凉席，或在清洗睡衣时加入少许，不仅可以让睡眠环境清凉，淡淡的清香还可促进入睡。

大暑前后一周，天气转至闷热、潮湿，带给人沉闷不爽的感觉，此时胸中的气不舒畅，往往让人出现昏沉、头晕等不适。这个时候可以佩戴芳香植物进行缓解，如藿香叶、薄荷叶、佩兰等制成的香囊。还可以随身携带一些防暑好物，如清凉油、小风扇、藿香正气液等，以防中暑。

夏季体内的阳气都调动出来，很容易导致人火气上升，出现情绪烦躁、易于激动、失眠等症状。同时面对大暑时节高热的天气，人们也容易引动"肝火"，经常会出现莫名的心烦意乱、无精打采、食欲不振等不适。大多数老年人伴有高血压、糖尿病等基础疾病，心脑血管健康情况较差。当出现剧烈情绪波动时，往往会造成心肌缺血、心律失常和血压升高等状况，加重疾病，甚至还会引发猝死。故患有心脑血管疾病的人群在此时节一定要避免生气、着急等极端情绪，尽量做到"心静自然凉"。

当出现心情急躁、烦闷等情况时，可以做一些自己感兴趣的事情转移注意力。可以选择一些舒缓的音乐，聆听的同时脑海中想象一些轻松的画面；降低对消极事件的专注度，可以有效将身心从烦热中脱离开来，即"曲消愁，有胜于服药矣"。这时候正是茉莉、荷花、凤仙花盛开的季节，天气愈热花香愈浓郁，馨香沁人的茉莉给人洁净芬芳的感受，让人心情舒畅。

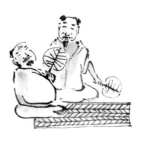

在北方，日落之后可约上好友或家人，带上扇子出门走走，舒缓一天的暑气，平息肝火。

大暑吃仙草，活如神仙也不老

俗话说："六月大暑吃仙草，活如神仙不会老"。广东地区在大暑会吃一碗爽滑可口的仙草。仙草又叫凉粉草、仙人草，盛产于夏季。除了做成凉粉，仙草还是青草茶的必备原料之一。仙草可以用来预防中暑，有清热、凉血、降火的功效，是一种凉补的中药材。在炎热的酷暑来上一碗果冻一般的烧仙草，配上红豆、牛奶等配料，美味可口。

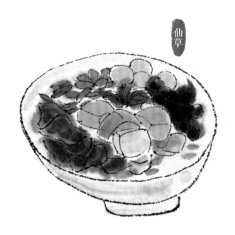

仙草

北方在大暑时节则要吃热食，会在这一天喝上一碗羊汤，称为"喝暑羊"。再配上新麦子做出来的筋道香甜的馒头，给烦闷的夏天添上了一点舒适。总之，在夏令气候炎热之际，膳食最宜汤、羹、粥类，以防伤津耗气，损伤脾胃。

大暑时节，有喝伏茶的风俗。伏茶，顾名思义就是三伏天喝的茶，这种由中草药煮成的茶水，有很好的清凉祛暑的作用。另外，在酷暑时节，人体出汗较多，随汗排出的除水分和盐外，还有微量元素钾，而最好的补钾方法就是饮茶。

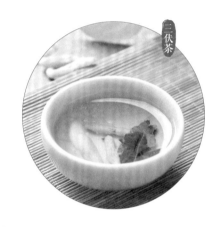

三伏茶

原料

金银花、夏枯草各10克，甘草、菊花、茯苓、麦冬、桑叶各5克，罗汉果1个，冰糖适量。

做法

①将所有原料放入壶中，加入适量水。

②用大火烧开后，转小火煮20分钟即可。

金银花具有清热解毒的功效，而甘草归心、脾、胃经，具有补脾益气、祛湿止咳的作用，对于湿热的大暑是再合适不过的了。

大暑时节，为了避免中暑，要减少室外活动，在室内进行舒缓的"踞地虎视式"导引不失为锻炼的好方式。

踞地虎视式

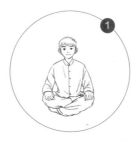

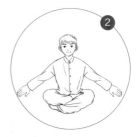

双膝盘坐，双手自然放在两膝之上，正身端坐，均匀呼吸，放松身心，集中精神。

将两臂伸直内旋，掌心向后，小指在上，拇指在下，侧伸于身体两侧，目视前方。

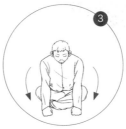

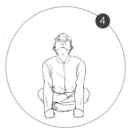

两臂向前以弧形划动，同时双手开始缓慢握成拳，上身轻轻向前倾，直至两拳撑地，与肩膀同宽，腰背挺直，目视地面。

将下颌尽量抬高，伸直脖颈，同时尽量伸展腰部，停留9~15秒。

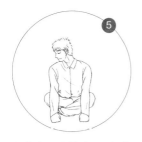

头向右后方转动，目视右后下方，停留9~15秒。

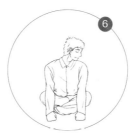

头向左后方转动，目视左后下方，停留9~15秒。

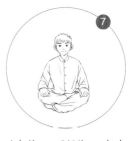

头部转回，下颔收回，挺直腰背，双手自然放在两膝之上，停留9~15秒。重复动作①~⑦，共做3遍。

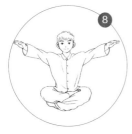

两臂抬起，向左右45度侧伸，缓慢移动至与肩膀齐平，掌心向下，目视前方。

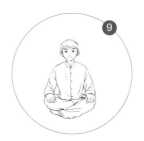

沉肩，放松双手，双手放在两膝之上，目视前方，呼吸转为自然呼吸，放松全身。

大暑较于小暑，天气更为炎热，空气更为潮湿，脾胃更容易受到波及。学做"踞地虎视式"导引，可以促进脾胃消化，改善血液循环，放松身心，缓解烦热。

大暑天气炎热，身体往往会因为炎热产生很多的不平衡和不适，对于年老体虚之人，应时常刺激穴位，可舒通经络，有利身体健康。

1.按摩膻中穴

膻中穴位于两乳头连线的中点，时常轻按此位置，可以缓解肺气咳嗽、气短气喘、胸口疼痛等症状，具有养肺保健的作用。

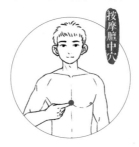

按摩膻中穴

仰卧位，两乳头连线中点，前正中线上。

2.热敷神阙穴

肚脐中心在中医里称为"神阙穴"，当大暑时节淋雨受凉时，可选择用温热毛巾敷在肚子上，30分钟后取下。坚持一段时间，可以帮助人体阳气回升、排汗散热，是解暑、排寒的好方法。

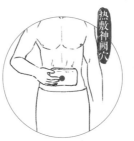

热敷神阙穴

下腹部，肚脐中央处。

正所谓"热在三伏"，大暑正处在三伏里的中伏阶段。此时正是一年中最热的时候，不少地方流行使用三伏贴，预防某些呼吸系统疾病，如鼻炎、气管炎、咽喉炎、哮喘等。

三伏贴贴敷每年分为3个阶段，即头伏、中伏和末伏，一般3~5年为1个疗程。根据个人体质差异，将各种中药配制的膏药贴在后背的肺俞、心俞、膈俞等穴位上，一般每伏贴敷3次，每次贴4个穴位，即贴4片。儿童每次贴2~4小时，成人每次贴6小时，连续贴3年。

也可以贴肚脐贴，补充身体里的阳气。但需要注意的是，大多数肚脐贴的药效猛，可能会上火，可以贴在脚底涌泉穴的位置。此外，孕期、经期都不适合贴肚脐贴，阴虚体质者也不宜贴，会导致上火。

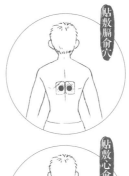

贴敷膈俞穴

位于背部第7胸椎棘突下，旁开1.5寸处。肩胛骨下角水平连线与脊柱相交处，下缘旁开2横指处即是。左右各一穴。

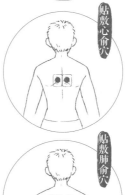

贴敷心俞穴

位于背部第5胸椎棘突下，旁开1.5寸处。肩胛骨下角水平连线与脊柱相交处，上推2个椎体，下缘旁开2横指处即是。左右各一穴。

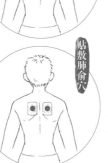

贴敷肺俞穴

位于背部第3胸椎棘突下，旁开1.5寸处。低头屈颈，颈背交界处椎骨高突向下推3个椎体，下缘旁开2横指处即是。左右各一穴。

立秋

秋季养阴，护肺抗邪

立秋一般为每年公历8月7~9日，标志着秋季的到来。秋季是万物成熟收获的季节，盛夏渐行渐远，迎来了暑去凉来的初秋。秋天的脚步越来越近，清透的感觉愈发明显。

古代将立秋分为三候：一候凉风至，二候白露生，三候寒蝉鸣。气温由热转凉，养生的原则要从"春夏养阳"向"秋冬养阴"转换，逐渐转为收敛，以顺应秋季荣平之气，日常饮食起居、精神情志及运动锻炼要顺应"秋收"的自然规律。

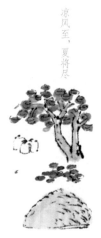

凉风至，夏将尽

当节气遇上节日：七夕节

七夕节，又称"七巧节""乞巧节"等，一般在每年的农历七月初七。七夕之时一些地方有配药的习俗，人们常用松柏、松子、荷叶等入药配方，能够润肺止咳、滑肠通便、养心安神、凉血止血。这些药食同源的药材非常适合夏热不消、秋寒渐增的时节。

秋夕

〔唐〕杜牧

银烛秋光冷画屏，
轻罗小扇扑流萤。
天阶夜色凉如水，
坐看牵牛织女星。

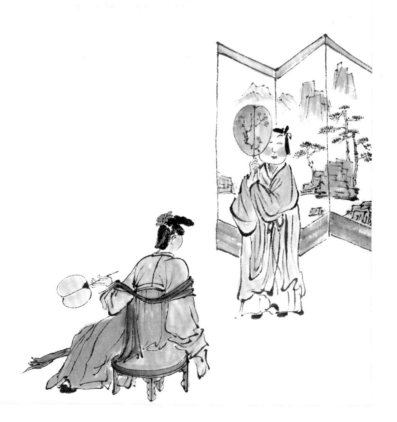

立秋预防多种疾病

秋叶

立秋是一年之中气温由高转低的转折期，人体新陈代谢也进入阳消阴长的过渡时期。此时的气候特点是白天炎热、夜晚寒凉，易诱发多种疾病，如肝胆系统、呼吸系统及心脑血管系统疾病，要特别注意养护。

但立秋并不是意味着秋天已经到来，炎夏的余热未消，白天仍处于高热状态，"秋老虎"仍"虎视眈眈"。这时候人们往往不适应忽冷忽热的天气变化，加之此时降雨仍频繁，以致湿气过重，伤人阳气，容易出现感冒、上火、燥热等不适。

湿气既是自然界的一种气候因素，又是一种致病因素，夏季多雨水，导致体内湿邪偏重；立秋过后，阳气收，阴寒长，昼夜温差大，白日烈日加之地上水湿，交蒸成湿邪。故此时应避免外感湿邪，雨天避免淋雨。

秋风又被称为"邪风""贼风"。夏季末期，人体阳气仍值高涨时期，周身血管处于扩张状态，此时寒邪初升，易侵入人体。若此时风寒之邪侵犯面部，则易引起面部神经炎，即面瘫。患有高血压、冠心病等心脑血管疾病的人尤应注意头部及四肢的保暖，根据气温变化，及时增减衣物，防止寒湿之邪侵入人体，凝滞血管，突发脑卒中。

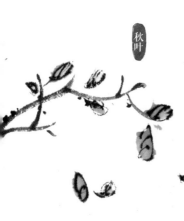

秋风起，树叶渐黄，万物收敛，人体的气机也由开放转入收降，日常养生也要顺应这一变化。

秋季是消化系统疾病高发的季节，尤其是便秘和腹泻。人们经过一个酷暑的烦躁与倦怠，此时胃口逐渐打开，想迫不及待地进行"秋补"。但进补最重要的便是循序渐进，从调理脾胃开始，如果大鱼大肉吃得太多、太猛，虚弱的脾胃来不及消化，就会出现腹泻等不适。

秋季也是呼吸道疾病的高发期，正所谓"一场秋雨一场寒"，秋季天气逐渐转凉，气温变化较快，人体抵抗力下降，寒邪、燥邪打破肺部的"防御系统"，细菌、病毒乘虚而入，从而出现咳嗽、感冒、急性支气管炎等呼吸道疾病。预防呼吸道疾病，首先要避寒保暖，尤其是老年人，要及时增衣适寒；其次，平时应多休息、多饮水、清淡饮食。更要注意居室清洁卫生，可选择养些绿植、花草，如吊兰、文竹、仙人掌等，净化屋内的空气。

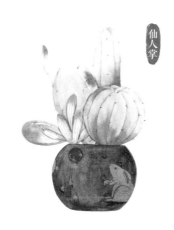

仙人掌

仙人掌喜光耐旱，放在室内可吸附灰尘，可以让房间内的空气更清新。另外，用食用仙人掌做菜，营养丰富，具有降血糖、降血脂、降血压等功效。

预防中风，远离『悲秋』

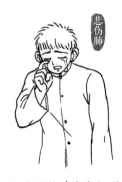

悲伤肺

秋应于肺，在志为忧，故立秋过后人们心情容易抑郁，这是人体生物钟不能适应日照的变化而引起的紊乱。初秋季节，情志养生应收神敛气，少动情，少生气。

天地之气讲究"春升、夏浮、秋降、冬沉"。立秋过后，夏季暑火渐收，万物阳气开始收敛。此时应保持心境宁和，收敛躁怒浮火，保持立秋节气的生活态度。立秋的"收养"讲究一个"慢"字。

中老年人早上起床的速度要慢。早晨睁眼后应缓慢起身，避免突然起身引起血压升高。其次是要减少久坐。久坐会使气血运行不畅，不能及时清除动脉中的斑块，增加血栓生成风险。所以立秋过后应减少久坐时间，增加运动的时间，以舒缓、循序渐进为原则，比如每天慢跑30分钟、打打太极拳。

秋燥易动肝火，立秋过后，人们脾气偏于急躁，过于激动的情绪，会造成交感神经兴奋，引起血管收缩，从而使得血压升高、血糖升高，造成对心脑血管的损害，增加中风的风险。日常生活中需稳定情绪，保持积极乐观的心态，避免大喜大悲。

悲伤忧虑的情绪会伤肺。秋季凄凉的景象，容易让人感怀悲秋，产生抑郁、烦躁、忧虑等情绪，即"悲秋"。可以经常和朋友、家人谈心，讲出心中烦闷之事，也可以约上三五知己，到公园、茶楼品茶聊天，舒畅情绪，走出"悲秋"。

秋季人体津亏液燥，容易口干口渴，练习叩齿咽津可改善这一症状。对牙龈炎、龋齿、消化不良等都有一定的治疗作用。正如古人所云："清晨叩齿三十六，到老牙齿不会落"。

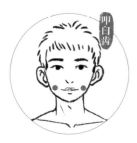

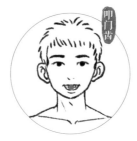

晨起时，轻闭口唇，先叩白齿（口腔后方两旁的牙齿）36下，再叩门齿（即门牙）36下，然后用舌头舔牙周3~5圈。

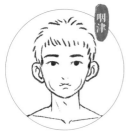

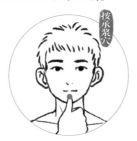

即咽下唾液。先用舌头舔上腭、牙齿周围及唇内，然后两腮作漱口状，待唾液满口时再咽下，想象咽下的唾液一直进到小腹的丹田之中。当出现口腔溃疡、牙龈肿痛等情况时不宜练习。

按承浆穴可生津润燥，缓解口渴症状。承浆穴在面部，也就是下唇和下颏之间的沟。手指用力按此穴，会感觉口腔内涌出分泌的唾液。按压承浆穴10次左右，口干口渴症状会有所缓解。

立秋要『啃秋』，健康过秋天

食

立秋有"啃秋"这一颇具仪式感的习俗。"啃秋"和立春的"咬春"有异曲同工之妙。"啃秋"是指立秋吃西瓜的习惯。人们认为立秋吃西瓜可以预防腹泻，并且立秋之后天气渐凉，继续吃寒凉的食物会损伤人体肠胃，故立秋之后便不再提倡吃西瓜了，因此立秋时就要摆满一桌时令瓜果，大快朵颐地"啃秋"。

立秋时节的向日葵是百花中的主角，开得灿烂。向日葵的花盘里还会长出一粒粒葵花籽，无论是直接吃还是炒过之后吃，都很美味。葵花籽中油脂含量比较高，适量食用可润肠通便，缓解"秋燥"带来的肠燥便秘症状。

此外，立秋到处暑这段时间正好会遇到七夕节，在浙江一带有七夕吃巧果的食俗。人们用油面糖蜜制作成各种小巧的点心，放到油锅里烹炸后称为"巧果"。

立秋容易受风寒，引起头痛、鼻塞、咳嗽等不适，医学上称之为"秋燥综合征"。我国古代有"朝朝盐水，晚晚蜜汤"的说法，每天早上起床喝一杯淡盐水，晚上睡前喝一杯蜂蜜水，补水又抗老。

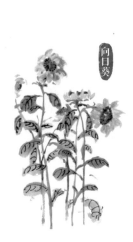

向日葵

葵花籽中亚油酸含量可达70%，有助于降低人体的血液胆固醇水平，保护心血管健康。此外，每7克葵花籽中就含有1克膳食纤维，适量吃有助于肠道蠕动，缓解便秘。

立秋养生，主张以收敛为原则，而收敛在食物性味中又以酸味为主。立秋吃点新鲜酸味果蔬如杏子、柑橘、菠萝等都是不错的选择。同时适当食用芝麻、蜂蜜、枇杷等柔润之品，可以补益肺和胃，预防秋燥。

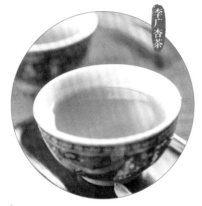

原料

李广杏300克，柠檬片、黄瓜片、薄荷、蜂蜜各适量。

做法

① 李广杏切小块，凉水中浸泡一会儿，杏和水的比例是1:3。

② 将李广杏和水一同放入锅中，小火煮2个小时左右。待李广杏变色、汤汁黏稠、杏皮软糯，滤出杏皮水。

③ 滤出的杏皮水放凉后，放入适量柠檬片、黄瓜片、薄荷、蜂蜜即可。

此茶饮能润肺定喘、生津止渴，可以预防咳嗽、哮喘等呼吸道疾病。

《管子》中有言："秋者阴气始下，故万物收"。立秋是秋季的初始，阳气渐收，阴气渐长，是万物成熟收获的季节。人体腰背属阳、胸腹属阴，此时可选择"缩身拱背式"导引练习。

缩身拱背式

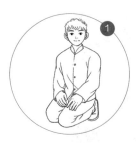

正身跪坐，双手自然放于两腿上，头正颈直，含胸并保持呼吸均匀，精神集中，全身放松。

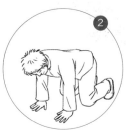

俯身伸脊，双手触地，身体重心前移，两臂、两腿支撑身体，并与地面垂直，头、颈、背、脊、腰伸平成一条直线。

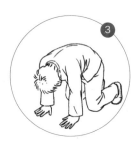

调匀呼吸后，将脊柱及腰背尽量向上拱起，同时收腹凹胸，头部向尾椎（即长强穴），尽量向内收拢，动作到最大幅度时，停留3个呼吸的时间。

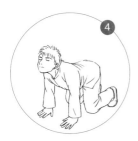

头和尾椎向上伸展，同时脊柱、胸腹尽力向下伸展，使身体成"U"形，动作到最大幅度时停留5~10秒。

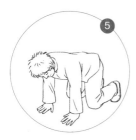

胸腹、腰背放松，头向前、尾椎向后，脊柱再次伸展成一条直线。

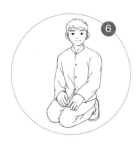

重复以上练习，脊柱做上下伸展各3次后，重心后移，臀部坐于足跟上。上身竖直，双手收回，放在大腿上，还原成跪坐的姿势，目视前方，呼吸调匀，全身放松。

通过缩身拱背、伸展胸腹的练习，促进人体阴阳、气血的运行，还可以锻炼脊柱、调理两胁胆经，也可起到强化心肺功能的作用。

处暑

适温调摄，少辛多酸

处暑一般为每年公历8月22~24日，处暑是反映气温变化的节气。"处"字有止、去之意，《月令七十二候集解》有言："处，去也，暑气至此而止矣。"此节气一到，代表炎热的暑天终于结束，人们正式迎来了一年之秋。四时俱可喜，最好新秋时。处暑时节到，三伏天气已接近尾声，夏天的暑气逐渐消退，天气转而适宜，向秋冬寒凉转变。在这一时节，要适应气候变化，顾护肺脾，滋阴润燥，补气补血，要注意防燥防寒，穿衣有度，饮食上少辛多酸。

暑气消散，天地始肃

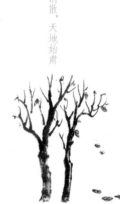

处暑习俗

处暑前后正是初秋时节，久晴无雨，气候干燥。这时候多吃一些清凉多汁的水果，比如梨、柚子、葡萄等，不仅能补充水分和维生素，还能缓解秋燥。广东、广西地区在处暑有煲药茶的习俗。此外，中元节正好在处暑前后，人们会在江河之中放河灯，来表达对亲人的思念之情，并寄托自己美好的祝愿。

山居秋暝（节选）

〔唐〕王维

空山新雨后，天气晚来秋。
明月松间照，清泉石上流。

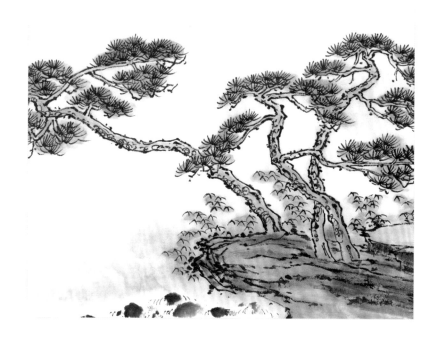

寒凉渐生，顾护阳气

处暑时节到，暑气渐渐消尽。雨水渐降的同时，寒凉渐生，应注意避凉，以免伤及体内阳气。由热转凉的交替时期，自然界的阳气由疏泄趋向收敛，人体内阴阳之气的盛衰也随之转换，为人体阳气的收敛创造了良好条件。故而处暑时节应顺应"阴津内蓄，阳气内收"的养生原则，适当增加衣物，晚上睡觉关好门窗，盖一床毯子避免着凉，注意胃部保暖，以免秋风渐凉使胃部受寒，造成清阳不升，中气下陷，导致出现腹痛、腹泻、脏器下垂等症。

此时节呼吸系统疾病也开始"蠢蠢欲动"，有哮喘病史的患者应注意避寒，防止受凉。若一味贪凉而过度吹风、吃冷饮，还容易导致疾病复发，如肩周炎、颈椎病、痛风等慢性病。中医学认为"寒主收引"，指出寒邪与人体疼痛有一定关系，温度下降加之皮肤紧实，寒邪滞留体内，造成筋脉疼痛，影响日常活动。

人体潜在疾病也容易感寒而发。气温下降的同时，血压控制不佳的中老年人还应警惕脑出血、脑梗死等疾患的发生，要定期检测血压，及时调整用药。

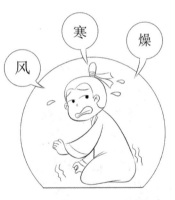

民间有"二八月乱穿衣"的说法，以此表明天气的不稳定性，"六邪"中的风邪、寒邪、燥邪在此时节都容易侵入人体，起居要格外留心。

処暑时节，白天燥热，早晚秋凉渐生，进补讲究"补而不峻，润而不腻"。饮食方面应注意少食辛辣、煎炸等热性食物，以及大蒜、葱、姜、八角等调味品，防止秋气挟内燥伤肺。多吃酸味有助于收敛肺气，护养肝气，帮助人体调节脏器功能。

中医有"处暑节气，当健脾为先"的说法。处暑期间，中午气温仍然较高，出汗会引起体内湿气偏重，脾为湿所困，易加重气阴两虚。气虚则出现四肢乏力、口干、便秘等。日常饮食应适当吃健脾益气的食物，如粗粮、豆类、菌类、菱角等。

秋天常感觉四肢乏力。"秋乏"与体液偏酸有关，多吃碱性食物能中和肌肉产生的酸性物质，缓解"秋乏"。常见的碱性蔬菜有白菜、黄瓜、胡萝卜、芹菜等。

燥邪常伴随一系列以"干"为特点的症状，如口鼻干燥、口唇干裂、皮肤干燥、大便干结等，此时养生自然要注意补充水分。日常多喝开水，也可加量饮用淡盐水、蜂蜜水、淡茶、新鲜果汁、牛奶等，均有良好效果。

敛肺健脾，缓解『秋乏』

玉米

菱角

胡萝卜

颜色丰富的碱性蔬菜既能清补脾肺，又能调整体液的酸碱，缓解换季带来的疲乏不适。

（食）

夏秋之交，吃鸭平补

处暑时节膳食养生有多种选择，民俗有"处暑送鸭，无病各家"的说法。秋鸭肥美，味甘性凉，既可满足口腹之欲，又可缓解秋燥，起到祛湿解热、补气养生的功效。

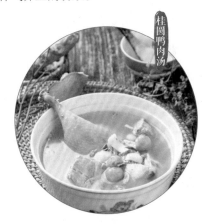

桂圆鸭肉汤

原料

鸭肉500克，桂圆肉100克，罗汉果、葱各3克，姜、蒜各5克，洛神花6克，冰糖、盐、白胡椒各2克。

做法

① 鸭肉去掉脂肪，切花刀，以便入味。锅中放油，烧热后煎鸭肉。

② 将煎好的鸭肉放在汤锅里，放入其他处理好的原料，炖煮30分钟即可。

洛神花、桂圆都能促进新陈代谢，从而起到活血补血的作用。罗汉果被人们誉为"神仙果"，具有润肺止咳的功效，可以缓解秋燥。

处暑煎药茶的习俗从唐代开始盛行，每当处暑时节前后，可从药店配制药方，在家煎茶备饮。煎药茶有两个寓意，一求入秋吃点"苦"，生活乐悠悠；二求清热祛火，消食清肺，预防感冒。这里介绍的是一款养肺的茶饮。

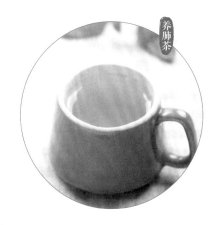

养肺茶

原料

白术、防风、麦冬各10克，生黄芪20克，百合30克，蜂蜜或冰糖适量。

做法

① 白术、防风、麦冬、生黄芪浸泡后捣碎，加水煎20~30分钟，取药茶后去渣。

② 放入百合煎煮30分钟后即可。可加入适量蜂蜜或冰糖调味。

麦冬性微寒，味甘、微苦，属于心经、肺经和胃经，是滋养清润的中药材，可以养胃生津、清养心神，和白术等搭配，适合秋季口干舌燥之人。

功 反捶脊背，缓解腰酸背痛

反捶脊背这一导引动作从益气养肺角度出发，遵循经络循行的方向，可以缓解腰酸背痛等不适。平时做该动作可祛人体寒湿之气，缓解风湿留滞而成的肩背痛、胸痛、胁肋痛、四肢关节疼痛以及咳嗽、喘逆等疾患。

反捶脊背

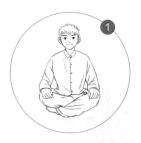

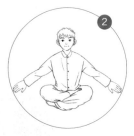

正身盘坐，双手自然放在两膝上，调匀呼吸，集中精神，放松全身。

随着呼吸逐渐将两臂内旋，小指在上，拇指在下，掌心向后，手臂向身体左右两侧伸展，目视前方。

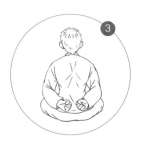

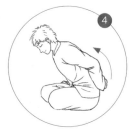

均匀呼吸，双手缓慢握成空拳，同时两拳向后划弧，至拳眼轻轻抵在骶骨两旁。

后背保持放松挺直状态，同时身体微微前倾，有拔伸脊柱的感觉。两拳沿脊柱两侧由下至上轻轻捶打。

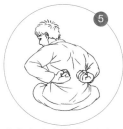

头向左后方转动，同时两拳保持由下至上捶打脊柱两侧的动作。

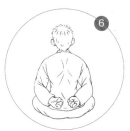

头身缓慢转正，同时两拳继续沿脊柱两侧由下至上轻轻捶打。

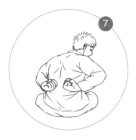

头向右后方转动，同时两拳保持由下至上捶打脊柱两侧的动作。左右各做1次为1遍，共做3遍。

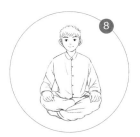

沉肩坠肘，松腕舒指，下落还原，双手自然放在两膝上，呼吸自然，放松全身。

反捶脊背这一导引养生功特别适合长期久坐不动、伏案工作的人群。在练习过程中左右转动头部，拍打脊背，可起到放松全身、通畅气血的作用。

搓鱼际，有利肺气宣降

搓鱼际可补益肺气，尤其适合平时少气懒言、倦怠乏力之人，季节交替时搓鱼际，还可以预防反复感冒。时常揉搓双手大小鱼际，最能调畅肺气，有助于人体肺气宣降，缓解肺部疾病，还可以缓解周身反复发作性疼痛，如腰痛等可随呼吸加重的全身性症状。

搓鱼际

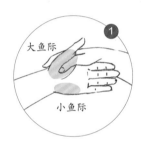

大鱼际位于大拇指一侧隆起处，小鱼际位于小指一侧隆起处。按摩时，用一只手的大拇指反复点按大小鱼际处。

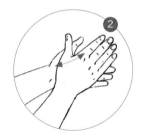

两侧大小鱼际也可相向摩擦，每次5~10分钟，感受到微微发热即可。

处暑时节正处夏秋季节交替时分，此时气候转燥，人体津液减少，易引起便秘等症状。此时可选择刮痧来调理身体，既有利于调气行血、活血化瘀，又能舒筋通络、驱邪排毒，缓解便秘症状。

大肠俞穴位于腰部第4腰椎棘突下，旁开1.5寸处，即两侧髂嵴高点连线与脊柱交点，旁开2横处，左右各一穴。小肠俞穴在大肠俞穴下2个椎体处。

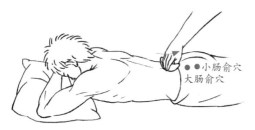

●●小肠俞穴
大肠俞穴

在穴位上抹上活血的刮痧油，用刮痧板从上向下刮，从大肠俞穴刮到小肠俞穴即可。刮痧时，要保持室内空气流通，天气转凉时应避免感受风寒，刮痧的时间以10~20分钟为宜。

有些人体虚，刮痧时力度要轻一些。为了增加疗效，刮痧之后可配以走罐，并留罐10~15分钟。拔罐前，在所拔部位的皮肤或罐口上先涂上润滑介质，再将罐吸拔于所选部位的皮肤上，握住罐子，扶住并拉紧皮肤，向上、下或左、右移动。如果便秘严重，还可刮拭腹部的天枢穴（肚脐旁开2寸）。刮拭时从上而下，并鼓起肚子，有利于改善肠腑功能，减轻或消除肠道功能失常导致的便秘。

白露

重在养阴，适度『秋冻』

白露一般为每年公历9月7~9日，民间有言："白露秋风夜，一夜凉一夜。"从白露这一天起，暑气渐消，天气转凉，秋高气爽，寒生露凝，气候转变时最易酿生疾病，因此白露时节更要注意做好养生保健工作。白露养生重在"养阴""养肺"，注意培补体内阴液，稍有不慎，就会出现咳嗽、口干舌燥等不适。应顺应"秋主收"的规律，蓄养阴精，为来年阳气升发打基础。

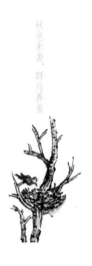

秋意未浓，群鸟养童

 白露习俗

很多地方在白露这一天有收集清晨露水的习俗，传说清晨花朵和树叶上的露水可以治百病，增气色。有些地方还有酿白露米酒、喝白露茶的习俗。另外，在江苏太湖流域，民间有在白露时节祭祀"水路之神"大禹的习俗，以求在捕捞季可以丰收。

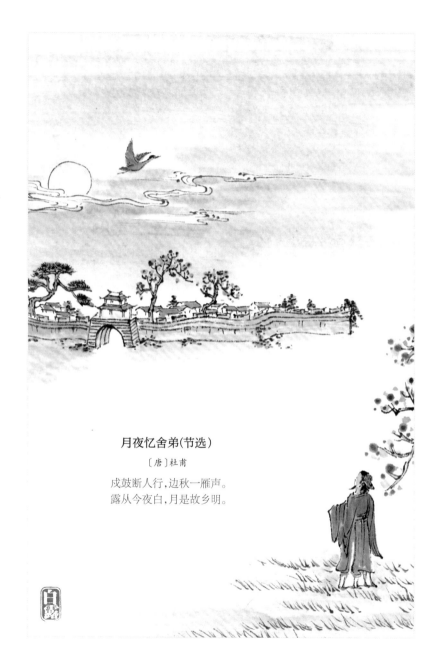

月夜忆舍弟(节选)

〔唐〕杜甫

戍鼓断人行,边秋一雁声。
露从今夜白,月是故乡明。

白露不『露』，合理『秋冻』

俗话说"白露身不露，寒露脚不露"，民间还有"白露身勿露，着凉易泻肚"的说法。白露节气后气温下降速度加快，早晚温差较大。如果这时穿得过少，裸露在外的肌肤过多，冷空气就会刺激皮肤，加上此时正气亏虚，无力抵御寒邪，容易出现肺部及呼吸道疾病，如发热、咳嗽等。如果风邪之气侵犯经络筋骨，还会导致四肢关节疼痛。晚上睡觉应关上窗户和空调，换上长袖睡衣入睡，夜间盖好被子，尤其是要注意腹部和四肢关节的保暖。

在不损害健康的基础上，应该适当"秋冻"。添衣不宜一下子添得太多太厚，以免体内的热气堆积，导致干燥上火。到了白露时节，各地气候条件不一，中国北方地区降水明显减少，秋高气爽，比较干燥；长江中下游地区降水增加；东南沿海，特别是华南地区，还可能会有台风造成的大暴雨天气。因此，是否进行"秋冻"，应当根据个人体质和当地气候条件等综合判断。

"秋冻"并不是不保暖，而是循序渐进的增添衣物。一方面可以增强身体对寒冷环境的耐受性，另一方面也是顺应秋天养阴的原则。

白露时节为肺脏主令，肺主肃降，酸味可收敛肺气，顺应肺之肃降功能。可适当增加酸味食物，以助肝气，使肝木免受肺金克制。秋季宜收不宜散，辛味发散泻肺，因此饮食上不宜多吃辛味食物。此外，白露时节，阳气渐衰，应少吃苦瓜、莴笋等苦味食物，以免苦寒败胃，耗伤人体阳气。

白露时节，气候转凉，昼夜温差较大，气温骤热骤寒，若不注重防护，很容易诱发哮喘、气管炎、咽炎以及过敏性鼻炎等呼吸系统疾病。这类人群要慎食带鱼、螃蟹、虾类等海产品。海鲜多为大寒之品，多食易伤脾胃，还可能会诱发或加重过敏性疾病。

此时节雨水较少，空气干燥，易耗伤津液，在饮食上，应当以健脾润燥为主。俗话说："苹果梨子大批卸，冬瓜南瓜回了家。白露枣儿两头红，核桃熟了该挨棍。"说的是白露时节正是瓜果成批上市的时候，也是进补的大好时机，可选用不燥不腻的平补之品，如百合、蜂蜜、莲子、红枣、山药、银耳、枸杞、黑芝麻、核桃、扁豆等。还可顺应肺的清肃之性，多吃粗粮和富含膳食纤维的蔬菜，可以促进排便，以防肠道积滞，化火伤津而致大便干结。

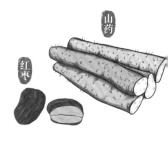

山药具有益气养阴、补脾润肺等作用；红枣可以补气养血。二者一起煮粥，可以缓解此时节脾气不足、津液较少等不适。

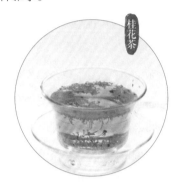

饮

白露前后桂花开，来杯醒胃茶

民间有"春茶苦，夏茶涩，要喝茶，秋白露"的说法。白露时节正是茶树生长的好时节。白露茶有一种独特的清香味，此时细品一杯茶，不失为一件雅事。

桂花茶

原料

晒干的桂花、乌龙茶各3-5克。

做法

将晒干的桂花和乌龙茶一同放入杯中，加入适量沸水，冲泡5-6分钟即可。

到了秋季，方圆十里的空气里似乎都弥漫着桂花的香气，桂花不仅可以观赏，还可以用来泡茶饮。桂花性温，有辟臭、醒胃、化痰的功效。

白露也是开始收获果实的时节，有"处暑高粱白露谷"的说法。江苏、浙江一带乡间有酿白露酒的习俗，每年白露一到，家家用糯米、高粱等五谷酿酒。这种酒略带甜味、温中含热，有利于寒气的散发。但饮酒要适度，不可贪杯。

白露时节天高云淡，天气凉爽，特别适合户外运动或健身。在室外进行呼吸吐纳，可以吸收自然界清气，排出体内浊气，增强支气管功能，保持呼吸道通畅，增强抗病力。

1.呼吸吐纳

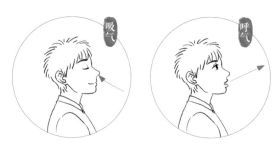

站立，双手放在上腹部，然后有意识地做腹式呼吸，即吸气用鼻，呼气用口，吸气时腹部隆起，呼气时腹部收回，尽量拉长气息，以排出体内浊气。每次20分钟左右，每天1~2次。

2.静呼吸

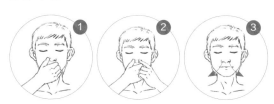

先用右手大拇指按住右鼻孔，慢慢地由左鼻孔深呼吸，有意识地让空气朝前额流去。可以闭上眼睛，想象自己吸进的空气是有颜色的，如蓝色、淡黄色或绿色，这样会使人感到全身放松，充满活力。当肺部空气饱和时，左手的食指把左鼻孔按住，屏气10秒钟。最后放开鼻孔，同时想象体内的烦恼随二氧化碳一起排出体外。按住左鼻孔重新开始。左右各做1次为1遍，做5遍。

中医把肺称为"华盖"，就是帝王座驾上的伞。肺脏处于五脏六腑的最高位置，就相当于帝王头上的伞。在五脏六腑最高处的肺得到了滋养，那么剩下的腑脏就都能得到滋养。白露时节，肺部正常"工作"十分重要，可以揉一揉关元穴、三阴交穴等养生要穴，起到健脾补肾、排毒祛湿、固本补气、养肺滋阴的功效。

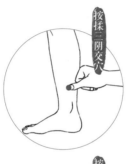

按揉三阴交穴

三阴交穴是3条阴经交会的地方，位于内踝尖上3寸，胫骨后缘处。正坐，胫骨内侧面后缘，内踝尖直上4横指处。每天按揉3~5分钟。

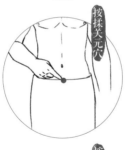

按揉关元穴

关元穴位于脐下3寸处，即在前正中线上，肚脐向下4横指处。可以每天用食指按揉该穴位3~5分钟，以微微发热为度。

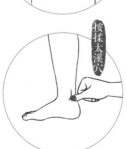

按揉太溪穴

太溪穴在内踝尖向后凹陷的位置。坐位垂足，由足内踝向后推至与跟腱之间凹陷处。每天按揉3~5分钟，以有酸胀感为度。

搓搓耳朵，温补肾阳

白露过后，有些人开始出现手脚发凉、倦怠乏力等症状。这些都是人体阳气不足，特别是肾阳不足的表现，应注意温阳气、补肾气。搓耳朵就是一种既简单又有效的养生方法。

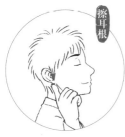

擦耳根

双手拇指指腹沿耳屏向上环绕耳根揉擦，转动1周为1次，共擦10次。

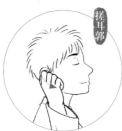

搓耳郭

食指弯曲置于耳郭外面凹陷内，拇指在耳背相应部位，两指向相反方向搓动，沿耳郭周边从耳轮脚、耳轮搓到耳垂为1次，共搓10次。

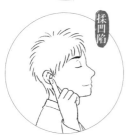

揉凹陷

耳轮外面不规则的凹陷沟槽，可用食指指腹仔细揉搓10次，左右同时进行。

耳朵是许多经脉和穴位的集合处，脏腑之精气通过经脉上充于耳，肾也开窍于耳。平时可以多做一些搓耳练习，以局部发热为度。

秋分

阴平阳秘，预防秋燥

秋分一般为每年公历9月22~24日，秋分过后就逐渐步入深秋了。秋期过半，在我国部分降温较早的地区，秋分时节见霜已不足为奇。此时天气渐渐转凉，应当注意防止"寒凉之气"伤身。

《春秋繁露·阴阳出入上下篇》中亦记载："秋分者，阴阳相半也，故昼夜均而寒暑平。"秋分，阴阳平分，人们在养生中应遵循"阴平阳秘，精神乃治"的原则，颐养肺气，预防秋燥。

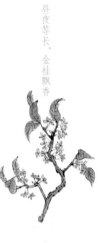

昼夜等长，金桂飘香

当节日遇上节气：中秋节

每年农历的八月十五，是传统的中秋佳节。中秋佳节有赏月、吃月饼、饮桂花酒等习俗。秋分这一天曾是传统的"祭月节"，自古便有"春祭日，秋祭月"之说。据考证，最初"祭月节"定在"秋分"这一天，但由于秋分农历时间每年都不同，而祭月以圆月为佳，所以后来就将"祭月节"调至农历的八月十五，即中秋。

点绛唇·金气秋分

〔宋〕谢逸

金气秋分，风清露冷秋期半。凉蟾光满，桂子飘香远。
素练宽衣，仙仗明飞观。霓裳乱，银桥人散，吹彻昭华管。

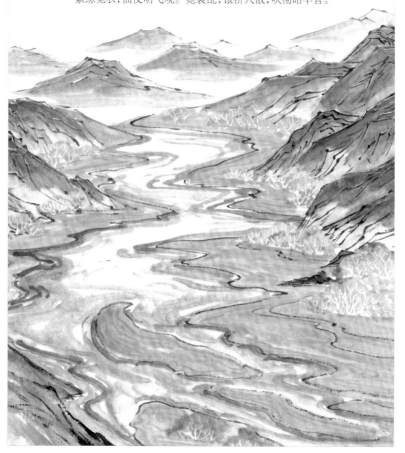

居

早睡早起，避寒就温

秋分时，自然界的阳气由疏泄趋向收敛、闭藏，人们容易感到倦怠乏力，出现"秋乏"症状，因此，要保证充足的睡眠。一方面要早睡早起，早睡以顺应阴精的收藏，以养阴养肺；早起以顺应阳气的舒长，使肺气得以舒展。建议睡好子午觉，要保证晚上11点前入睡，并在白天适当午睡。

晨起时可做轻负荷的床上运动，如呼吸吐纳、静态坐功等，有利于活血通络、提神醒脑、增强呼吸功能。

俗话说，"一场秋雨一场寒"，气温逐渐降低，日夜温差较大，人们容易受凉，要格外注意避寒就温，做好保暖工作。在衣服的衣料选择方面，应考虑穿着透气性好和保暖的面料。有利于皮肤的新陈代谢。中医认为，肺主皮毛，而秋季应于肺，故而皮毛的"呼吸舒畅"对肺的宣发、肃降有至关重要的作用。

秋分时天气已经转凉，但适当"秋冻"仍很有必要。过早穿上厚衣服，身体与"凉"接触太少，易导致体温调节中枢不能及时调整过来，调节体温的能力就会下降，人体很难适应寒冷的冬季。但"秋冻"也不要过头，尤其是有呼吸系统疾病、胃病、关节炎等病史的人，要适当保暖，不要受冻，防止旧病复发。

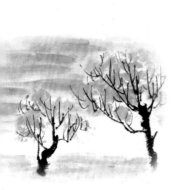

从秋分开始，阴气开始旺盛，因此打雷变少。雷声是暑气的终结，秋寒的开始，也是万物开始衰败的征兆。

收敛神气，『以平为期』

"自古逢秋悲寂寥"，秋分时节，秋风萧瑟，人们容易触景生情，感到悲伤或者烦躁，出现"悲秋"。秋分是一个昼夜时间相等的节气，养生应该遵循阴阳平衡的规律，所以情志养生的总原则是：收敛神气，"以平为期"，即培养乐观情绪，心态要平和，保持神志安宁，避肃杀之气，收敛神气，适应秋天平容之气。此时行事忌"满"宜"敛"，当收放自如，不宜太张扬，避免紧张、焦虑、恼怒等不良情绪的刺激。

中医有"常笑宣肺"一说，当人在笑的时候，会不自觉地进行深呼吸，清理呼吸道，使呼吸通畅，可改善肺燥。此时节可多外出游玩，做适当的户外有氧运动，如散步、打太极、登高远眺等，促进人体多巴胺分泌，加之户外美景可以陶冶情操，可使人心旷神怡。

秋分过后，自然界呈现一片肃杀的景象，草黄叶落，人也容易觉得悲忧伤感。此时应提高自我心理调节能力，力争使自己达到"不以物喜，不以己悲"的境界。平时可选择培养一些如钓鱼、养花、练习书法等修身养性的兴趣爱好，或者听一些轻松愉快的歌曲，玩一些有趣的小游戏，给生活增添乐趣，悲伤、烦躁等不良情绪则顿然消散。

秋钓

秋高气爽的时节，温度适宜、风景优美，非常适合秋钓，以陶冶情操、颐养心神，心烦、焦躁等不良情绪自然消失。

动静结合，提高抵抗力

秋分前后，锻炼最好是动静结合，动则强身，静则养体，选择轻松平缓、活动量不大的运动，使周身微微汗出即可。出汗过多会损耗津液，消耗阳气。锻炼后若出汗较多，可适量补充一些水分。

动态锻炼可以选择健身操、广场舞和健身球。健身操是一项有氧运动，随时随地可以进行。在运动时跟随音乐摆动肢体，舒展全身。在秋分时节，可以做轻柔舒缓类的健身操，以促进新陈代谢，改善血液循环，增强关节灵活性，放松身心。

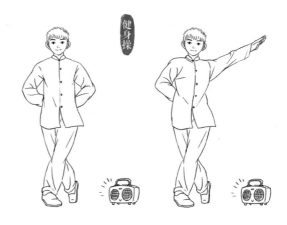

健身操

手握健身球可以刺激手掌第2、第3掌骨，有利于调节中枢神经的功能，起到镇静怡神、健脑益智的功效，从而增进自身脏腑的生理功能，发挥"动则不衰"的作用。健身球运动量小，不受场地的限制，铁球和手掌皮肤的频繁摩擦也会因为静电以及热效应产生热量，促进人体的血液循环。

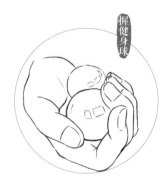

握健身球

静态锻炼，可以练习静态坐功，以疏通经络，养肺润燥，提高抵抗力，增强体质。还可以配合叩齿、咽津、吐纳等中医特色养生功法。

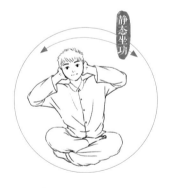

静态坐功

选择下午1~5点的某个时间段，两腿盘坐，手掌盖住耳朵，其余四指放在后脑勺上，十指相对。身体向左右交替倾斜，过程中保持稳定，各做15次。结束后做几次深呼吸放松。

颐养肺气，适当进补

《遵生八笺》中指出："秋气燥，宜食麻以润其燥，禁寒饮食，禁早服寒衣。"就是说秋分节气气候干燥，应当多进食一些如蜂蜜、芝麻、杏仁等味甘淡、滋润的食品，既可健运脾胃，又能颐养肺气、清润大肠。

秋分时节，饮食上可根据个人的具体情况，适当增加甘、淡、酸、滋润的食物，但不可太过。以阴阳平衡为出发点，平衡饮食五味，做到营养均衡。吃饭的时候要细嚼慢咽，既有利于食物的消化吸收，又能通过食物保持肠道的水分，以生津润燥，达到防治秋燥的目的。

秋分后寒凉之气日渐浓郁，要谨记"秋瓜坏肚"，不适合吃太多寒凉食物，生鲜瓜果不宜多食，适量即可。此外，正值中秋节前后，螃蟹、月饼等节令食品上市，在一饱口福的同时还要有所节制，不可贪食。螃蟹要蒸熟煮透，彻底杀灭细菌及各种寄生虫，以免引发急性肠胃炎等疾病。

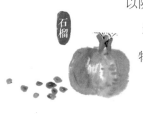

石榴

梨

菠菜

润肺润燥的新鲜水果蔬菜，如梨、石榴、菠菜等，此时节可适当多吃。

为了抵御秋燥，增强抵抗力，在岭南地区有"秋分吃秋菜"的习俗。"秋菜"是一种野苋菜，当地人称之为"秋碧蒿"，叶细而嫩绿，营养丰富，素有"长寿菜"的美称。适当吃点野苋菜，有增强抗病、防病能力的作用，还可预防口干、唇裂、咳嗽等。

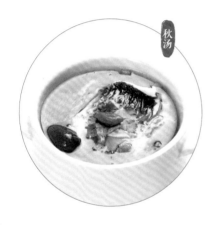

原料

草鱼1条，苋菜300克，生姜1小块，鸡蛋1个，淀粉、盐、香油、葱、枸杞、红枣各适量。

做法

① 苋菜掐下嫩叶并洗净；草鱼去皮、去骨，切片。

② 将鸡蛋打入碗中并搅散，加入水、淀粉、盐调成糊，将鱼片用糊抓匀。

③ 枸杞、红枣洗净；葱洗净切葱花；生姜洗净切薄片。

④ 锅中加水烧热，下生姜片、红枣、苋菜嫩叶煮开，下鱼片滑散煮开，加少量水淀粉搅匀，加入盐调味，出锅前加香油，放入枸杞和葱花即可。

『双手托天理三焦』，理气血，增力气

秋分推荐做一做"双手托天理三焦"导引动作，理顺脏腑之气，打通气血。三焦为六腑之一，是上、中、下三焦的合称。三焦是一身之气上下运行的通道。肾精化生的元气，通过三焦送至全身，以推动各个脏腑组织的功能活动。因此三焦通行元气的功能，关系到整个人体的气血运行。

双手托天理三焦

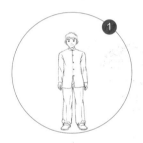

双脚分开与肩同宽，两臂自然下垂在身体两侧。

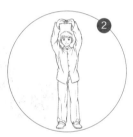

缓慢将双手从左右两侧上举至头顶，双手手指交叉，掌心朝上如托天状。

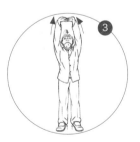

目视双手，同时将两脚脚跟抬起，停留5~10秒。

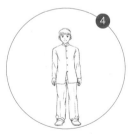

将两臂放下，同时两脚脚跟轻轻着地。如此反复多次。

所谓"四心"即手心和脚心。秋分时经常按揉四心，能预防秋燥和秋湿。

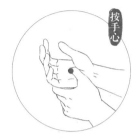
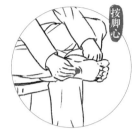

双手交替互相按揉手心，再按揉脚心。每次按揉5分钟左右，每日睡前按揉1次。

另外，按揉孔最穴可以肃降肺气、清泻肺热，减轻咽干咽痒、干咳等不适，缓解秋燥。

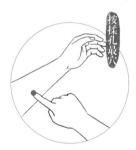

孔最穴在前臂掌面桡侧（即靠近拇指的一侧），腕掌侧远端横纹上7寸处。手臂向前，仰掌向上，另一只手握住前臂中段处，拇指指向桡侧，拇指指甲垂直下压处。左右两侧每天各按揉1~3分钟，每天按揉1次。

风池穴也是祛风散寒、疏解头部经络的要穴，可改善"秋乏"，缓解头晕。

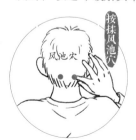

正坐，后头骨下两条大筋外缘陷窝中，与耳垂齐平处即是。用食指指腹按揉风池穴，以感觉酸胀为宜，每次1~3分钟，每天按1~3次。

寒露

适时添衣，饮食温润

寒露一般为每年公历9月22~24日，白露、寒露、霜降三个节气，都表示水汽凝结现象。寒露节气是天气转凉的象征，标志着天气由凉爽向寒冷过渡，露珠寒光四射，如俗语所说"寒露寒露，遍地冷露。"这个时候要适时添加衣服，加强体育锻炼，增强体质，以防感冒。饮食以养阴防燥、润肺益胃为主，少食生冷，多吃温润的食物。

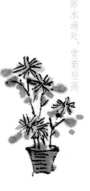

露水遍处，赏菊登高

当节日遇上节气：重阳节

每年农历的九月初九是中国的传统节日重阳节。《易经》中把"六"定为阴数，把"九"定为阳数，因此九月初九，两九相重，故而叫重阳，也叫重九。重阳时节有登高、插茱萸、赏菊、喝菊花酒、吃重阳糕等习俗。

中医讲究"春季升补、夏季清补、长夏清补、秋季平补、冬季温补"，在气温全面下降之际，可以吃点玉米、板栗、茄子、香蕉、杏仁、鸡蛋等。

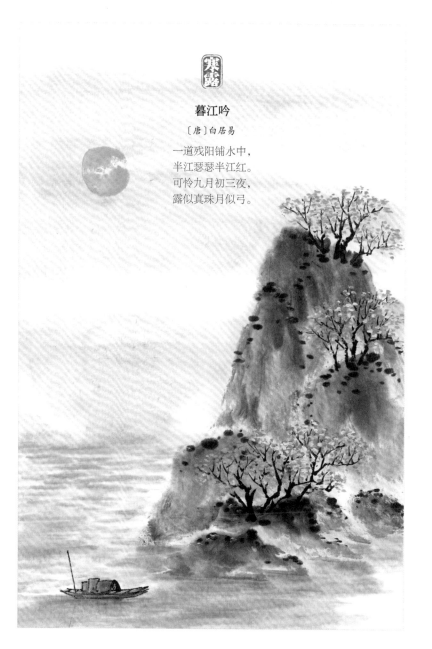

暮江吟

〔唐〕白居易

一道残阳铺水中，
半江瑟瑟半江红。
可怜九月初三夜，
露似真珠月似弓。

「多事之秋」，谨防「凉燥」

寒露过后，随着气温不断下降，心脑血管病、中风、慢性支气管炎、哮喘等也容易复发。在这个"多事之秋"，老年人尤其要注意身体健康。寒露后，雨水渐少，天气干燥，燥邪当令。许多人会出现中医上所说的"凉燥"症状，如皮肤干燥、口干咽燥、干咳少痰，甚至毛发脱落、大便秘结等。所以室内要保持一定的湿度，北方地区室内可装加湿器，还要注意补充水分，多喝开水。但有些人为了防止口干，晚上睡觉前会喝不少水，这样一来，夜尿的频率就会增加。一些人由于嫌起床冷，即便是有了尿意也下意识地憋尿，这是非常不健康的习惯。尤其高血压患者，憋尿会使交感神经兴奋，导致血压升高、心跳加快，严重的可能导致猝死。

中医理论认为，哮喘一病，宿根为"痰饮伏于内，胶结不去"，一旦气候变化，就容易引动发病。从时间上看，每年的十月是哮喘病的高发季节。此时节空气中的浮尘增多，尘螨滋生，家中宠物脱落的毛发也多，这些都是容易引起过敏和哮喘的物质。所以，要提早预防，做到有备无患，除了注意天气变化外，还要注意避免接触过敏原。

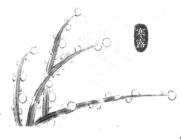

虽然白露和寒露都有露水，但白露的露水是金气凝结而成，可以养气色；寒露的露水是寒湿之气凝结而成，会损伤脾胃，致人生病。

166

常言道："寒露脚不露。"研究发现，脚与上呼吸道黏膜之间有着密切的神经联系，一旦脚部受凉，就会引起上呼吸道黏膜毛细血管收缩，导致抵抗力下降。脚离心脏最远，而且负担最重，再加上脚的脂肪层很薄，保温性能差，容易受到寒冷刺激的影响。因此，足部保暖格外重要，以防"寒从足生"。寒露过后，可每天晚上用热水泡脚，并按摩足心。但此时节沐浴不宜过勤，不要用碱性大的沐浴露。干性肌肤及慢性湿疹人群应适当使用润肤霜等，防止湿疹加重或复发。

寒露之后要注意肩颈、腰背腹、脚部的保暖。脖子是寒气入侵的主要部位，可以适当做一下颈部运动，如模仿"乌龟伸脖"的动作，前后伸缩脖子，再左右转动，可以疏通颈部经络，防止寒邪入侵。

老年人尤其要注意暖腰、暖背腹。这是因为老年人阳气渐衰，腰背腹如果保暖不够，会出现腰肌劳损、腹泻、背痛等症状，早晚出门时可以穿个马甲。在天气好的日子，可以晒晒后背，每次40~60分钟，也可露出脚踝，对着太阳晒晒脚底，有助于驱寒，预防夜间脚抽筋。

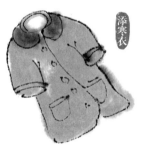

添寒衣

寒露之后不宜再过度"秋冻"，尤其是心血管疾病患者，要及时添衣保暖，以免气温降低，引起血管收缩，导致疾病发作。

杏仁桑叶茶，润肺去秋燥

秋天是菊花盛开的季节，淡雅洁净的菊花为萧瑟的秋天添了一分生气。菊花不仅有很高的观赏价值，也是一味功效丰富的中药。秋天来上一杯菊花养生茶，既能闻花香，又能祛燥润肺。

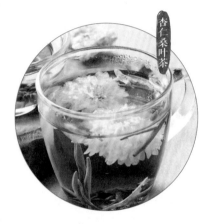

原料
　甜杏仁、桑叶、菊花各8克，绿茶、冰糖各适量。

做法
　将甜杏仁、桑叶、绿茶和菊花放入茶杯中，加入沸水冲泡即可。也可以加入适量冰糖增加口感。

菊花味苦、甘，性微寒，有疏散热气、平抑肝阳和清肝明目的功效，但是发散身体表面邪气的能力不强，因此要与桑叶相互配合。桑叶的疏散风热之力较强，能清肺润燥。二者搭配，应对秋燥，事半功倍。

手指的背面连接着阳经，掌心一面连接着阴经，指尖正好是阴阳经络的交叉点。气温较低时，指尖的血管收缩，很容易导致血流不畅，使阴阳交汇的节点受阻。

经常练习"弹指功"，对疏通经络、促进血液循环很有好处，特别是中指指尖，是心包经的起点并且连接着心脏，是心脏的保护墙。在深秋时节，常弹中指，能让指尖在反复摩擦过程中产生热量，促进气血循环。天一冷就容易手脚冰凉的人，更适合在寒露之后开始练"弹指功"，可以驱散指尖寒冷之气。

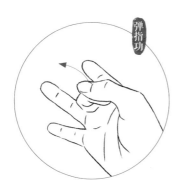

"弹指功"的做法非常简单：用双手拇指扣住中指，然后用力弹出去，每天反复100遍。当然可以不必局限于100次这个数字，次数越多越好，有空就弹一弹。

"托掌观天式"指的是两掌向上托举，同时抬头、目视天空，从而导引体内的气向上升发，化为"甘露"润泽身心。寒露时节练习此导引，可顺应天时，缓解"肃杀"之气。

托掌观天式

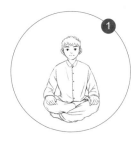

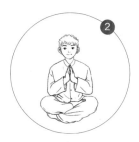

正身盘坐，双手自然放在两膝上，呼吸均匀，集中精神，全身放松。

双手掌在胸前合掌，目视前方。

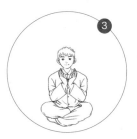

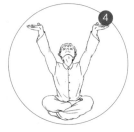

将双手中指、食指、无名指、拇指及小指依次向两侧打开，掌心虚空，掌根相接，掌指放松，犹如莲花绽放一般。

两掌分别向左右上方托举，两臂慢慢伸展，随之头颈后仰，目视上方，稍微停留10~20秒。

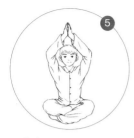

两掌在头顶上方合掌，同时下巴微收，头颈还原，目视前方。

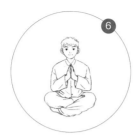

屈肘收臂，两掌慢慢回落至胸前。两掌再分指、托举、合掌、收回，重复练习3次动作②~⑥。

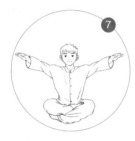

两掌分开，两臂向左右45度侧伸，至与肩相平，掌心向下，目视前方。

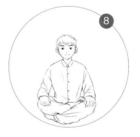

将双臂自然放在腿上，沉肩坠肘，松腕舒指，呼吸自然，全身放松。

"托掌观天式"导引对胸、腹部和四肢等都有很好的拉伸作用，能有效缓解疲劳、固护阳气。同时这一导引还能滋养到任脉、督脉等经络，起到疏通脉络的功效。

霜降

防寒保暖，益气固表

霜降一般为每年公历10月23~24日，是秋季的最后一个节气，霜降到了，秋天也就要结束了。此时气温下降明显，早晚温差大，呈现出阴盛阳衰之象，人体的气血阴阳也随之发生变化。养生要做到保暖、防燥、防湿、防风、防悲秋，民间有谚语"一年补透透，不如补霜降"，认为"秋补"比"冬补"更重要。在霜降的秋末时节，要多吃生津润肺、固卫气、防秋燥的平补食物。

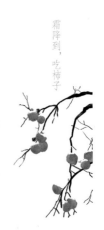

霜降到，吃柿子

霜降习俗

霜降时节，很多地方的人们会捡拾被霜打落在地上的桑叶，打了霜的桑叶有很好的药用价值，做成美食有很好的滋补作用，用来泡脚也可以疏风祛湿。

此外，在南方很多地方有霜降吃柿子的习俗，在北方一些地方有霜降拔萝卜的说法，即在萝卜被霜冻坏之前拔出来。

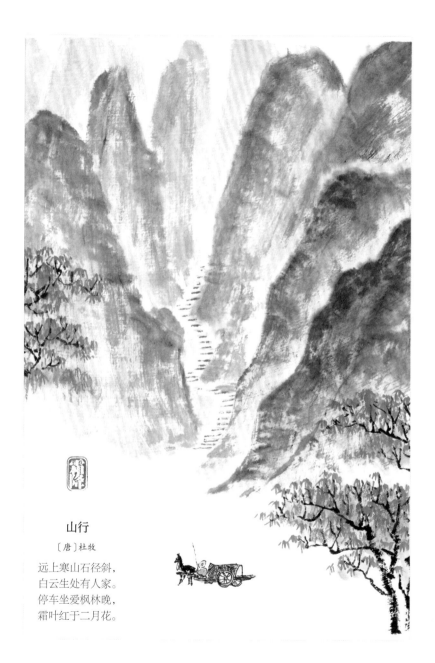

山行

〔唐〕杜牧

远上寒山石径斜，
白云生处有人家。
停车坐爱枫林晚，
霜叶红于二月花。

霜降

预防静电，衣物勤洗勤晒

"出门需防三九月""若要安逸，勤脱勤着"。霜降前后夜间平均温度只有10℃，要多备几件秋装，如棒球服、风衣、夹克衫、薄毛衣等，做到酌情增减，随增随减。阴天要适当增加外衣，艳阳天适当减外衣，不要被寒气所伤，也不要热伤风。孩子对气温比大人敏感得多，穿衣可遵循"天热时比妈妈少穿一件，天冷时比妈妈多穿一件"的原则。

秋季风干物燥，容易发生静电。有心血管系统疾病的老年人，容易受静电影响使病情加重，或诱发室性早搏等心律失常。因此老年人应尽量不穿化纤类衣物，选择柔软、光滑的棉织或丝织内衣、内裤，使静电的危害减少到最低程度。

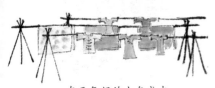

在天气好的上午或中午要勤晒衣物、被褥，既防潮又杀菌。

此时节出汗较少，一些人对贴身衣服的换洗就不太勤了。其实，秋天皮肤干燥，容易脱屑，皮肤油脂分泌减少，很容易引起瘙痒，更应该定期换洗衣物。另外，使用过热的水洗澡，会使皮肤受到较大的刺激，也可导致干痒。有人把换季的衣服从箱子里拿出来，没有清洗日晒就直接穿上，这也很容易引发皮肤瘙痒，使身体出现红斑、丘疹、细小鳞屑等。

霜降秋冻要量力而行。有心脑血管疾病的人群尤其要注意头面部保暖，以防病情加重。糖尿病患者也要注意防寒保暖，因为寒冷刺激一方面会引起血糖升高，加重病情；另一方面会引起血管收缩，使血流缓慢，进一步加重微循环障碍。

防寒保暖关键要护好足、肩、腹、颈、膝五大部位。做好脚部的保暖，除了穿松紧合适的袜子、柔软透气的鞋子之外，还可以在每日回家后用温水或生姜水、花椒水泡脚，促进血液循环。老年人不要穿硬底鞋，鞋要宽松些，袜子要透气。关节炎患者要佩戴好护膝。

女性不要为了风度而不要温度，脱下凉鞋和薄袜，换上能遮盖脚面的鞋或靴子，也不要再穿短裙和露脐装。外出时戴条围巾，保护颈部不受风寒。

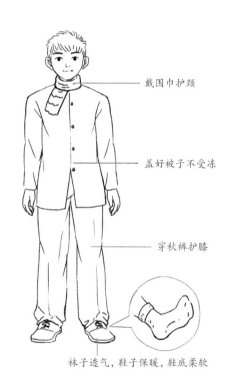

戴围巾护颈

盖好被子不受冻

穿秋裤护膝

袜子透气，鞋子保暖，鞋底柔软

倒退行走，甩开烦恼

倒退行走是霜降时节一种很好的运动，能刺激和放松前行时不常活动的肌肉，锻炼平衡能力，训练神经的自律性，防治秋季焦虑、抑郁等。并且倒退行走的重心在后，对脊柱的弯曲有一定的矫正作用，可以改善驼背症状和预防腰肌劳损。

初学者要用双手按住腰部两侧，拇指在后，四指在前；熟练后可以一边向后走，一边配合着摆臂甩手或者屈肘握拳的动作。

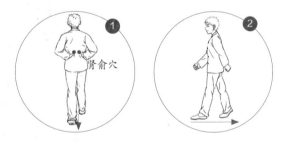

挺胸、抬头、眼睛向前平视，拇指按住腰部两侧的肾俞穴（肚脐水平线与脊柱相交椎体处，下缘旁开2横指处），其余四指向前。倒走时，身体重心后移，前脚掌先着地，随后全脚着地，左右脚轮流进行。熟练后可加上摆臂等动作。

锻炼时要注意安全，选择场地平坦且周围无障碍物的地方。一般每天可倒走1~2次，每次20分钟左右。也可以根据自己的具体情况相应地增减时间。

玉屏风粥，固护卫气

卫气是阳气的一部分，帮助身体抵御阴邪之气，是身体的"卫士"。一旦"卫士"把守不严，"敌人"就很容易攻破防线。霜降时节寒气来袭，最容易侵袭卫气，因此固护卫气就至关重要。

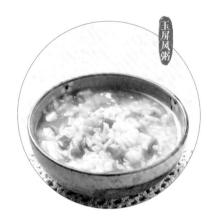

玉屏风粥

原料

防风5克，白术10克，黄芪20克，粳米30克，甜玉米、胡萝卜各适量。

做法

① 黄芪、防风、白术研末，沸水冲泡后留取汁液。

② 甜玉米煮熟后取粒；胡萝卜洗净去皮，切丁。

③ 将粳米、甜玉米粒、胡萝卜放入锅中熬煮成粥后，加入①中的汁液拌匀即可。

黄芪、防风、白术性质都很温和，顺应秋季"收养""平补"的原则，黄芪补气、防风解表、白术健脾，互相配合可以益气固表，但此粥糖尿病患者不宜食用。

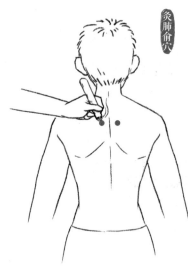

艾灸散寒，补身正气

针对此时节的常见慢性疾病，可选几个重要的养生穴艾灸，以温阳散寒、培补正气。艾灸时多选艾条灸，全身放松，心无杂念。灸时要防止火星落在皮肤上，避免烫伤。

灸肺俞穴

肺俞穴位于背部第3胸椎棘突下，旁开1.5寸处。低头屈颈，颈背交界处椎骨高突向下推3个椎体，下缘旁开2横指处。左右各有一穴。

艾灸肺俞穴宜采用温和灸。被灸者俯卧，灸者手执艾条对准艾灸部位，距离皮肤1.5~3厘米处艾灸；也可以买艾灸盒自己灸。每日灸1次，每次灸10~15分钟。最好在每晚临睡前灸，能理气宁心，散发肺脏之热，清肺止咳。

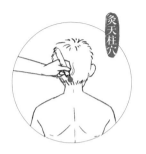

灸天柱穴

在颈后区，横平第2颈椎棘突上际，斜方肌外缘凹陷中。后发际正中旁开2横指处即是。

艾灸天柱穴宜采用温和灸的方法。被灸者坐位，灸者持艾灸对准穴位，与皮肤保持一定距离。每日灸1次，每次灸10~15分钟，至皮肤产生红晕为止。最好在每晚临睡前灸，可以明目醒神，缓解不适。

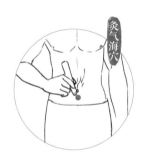

灸气海穴

在下腹部，脐中下1.5寸，前正中线上。肚脐中央向下2横指处即是。常灸气海穴，可以生发阳气，常用于虚脱、瘦弱、脏气衰惫、乏力等气虚症状。

除以上三穴外，也可以选择肚脐灸，将燃烧的艾条直接悬在肚脐正上方1厘米左右进行施灸，以有温热感为宜。每次灸半小时左右，每天进行1次，连灸10次为1疗程。也可用隔姜灸，取一块姜切厚片，在上面扎上几个眼放在肚脐上，点燃艾炷放在姜片上，一般灸3~5壮，每日1次。

立冬

敛阴护阳，多温少寒

立冬一般为每年公历11月7~8日，"立"是开始的意思，标志冬天的开始。"冬"在古籍《月令七十二候集解》是"终也，万物收藏也"的意思，寓意秋天的结束，要把秋收的作物藏起来准备过冬，标志着这一年已经进入了倒计时，等待下一个春天的到来。冬季的养生需顺应天地阴阳之气，以固护人体阴阳为根本。饮食上要多温少寒，减咸增苦，起居上要防寒保暖，增强正气。

寒冬伊始，一品红开

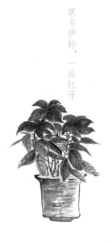

立冬习俗

立冬"补冬"这个习俗已经延续很久了，民间有谚语"立冬补冬，补嘴空"。北方有立冬吃饺子的习俗；南方某些地方的人们会吃药膳进补；潮汕地区立冬要吃甘蔗，民间有"立冬食蔗齿不痛"之说。

古时候有立冬贺冬的习俗，人们换上新衣服在一起庆贺冬天的到来，希望来年可以顺顺利利，平安顺遂。

赠刘景文

〔宋〕苏轼

荷尽已无擎雨盖，菊残犹有傲霜枝。
一年好景君须记，最是橙黄橘绿时。

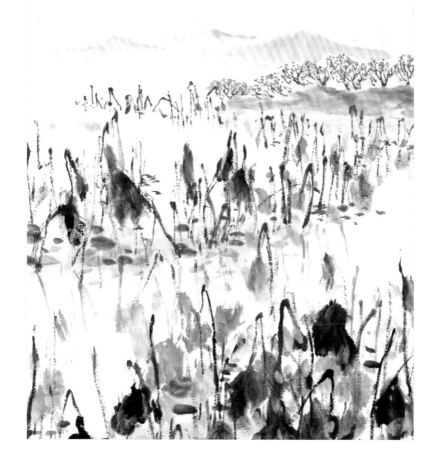

顾护肾精，节制欲望

（居）

冬季的三个月，是万物闭藏的季节，养生要藏阳，不要轻易地扰动阳气，使精神内守伏藏而不外露。这就像一个人有了秘密，严守不外泄，又像得到了渴望的东西，把它秘藏起来一样。这样第二年春天阳气才能更好地生发，有足够的正气去抵御外邪。若封藏不固，精气就会流失，人就会出现发枯齿摇、耳目失聪、喘息咳嗽、腰膝酸软等症状，因此既要守护阳气，还要顾护肾精。

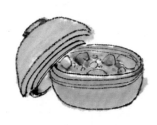

冬天脾胃吸收功能好，是藏精的好时候，也是贮备精气的大好时机，可以通过膳食或者进补膏方来调整人体阴阳平衡，顾护肾精，以合"养藏之道"。

进入冬季，自然界呈现天寒地冻的萧瑟景象，许多动物进入冬眠状态以养精蓄锐，人体也应适当减少活动，以免损耗阴精。冬天尤其要节欲，避免酒色过度，不要过度劳累、熬夜，不可"以酒为浆，以妄为常，醉以入房，以欲竭其精，以耗散其真"。房事宜克制欲望，要节制有度，减少性生活，不妄耗肾精。此外，夜间忌憋尿，由于冬夜较长，长时间憋尿会使有毒物质积存而引起膀胱炎、尿道炎等。

冬季养生主张早睡晚起，保证充足的睡眠时间，以利于阳气潜藏，阴精积蓄。睡眠是阳气归根，归根即是藏精，早卧以养阳气，可以使阳气更好地闭藏；迟起以固阴精，等到有日光时起床，则可避免寒邪伤及人体阳气。

《备急千金要方》云："冬时天地气闭，血气伏藏，人不可作劳出汗，发泄阳气，有损于人也"。应该适当保暖，减少出汗，不要使皮肤开泄而令阳气不断地损失。否则就会损伤肾气，到来年春季就要得痿厥一类的疾病，如手脚萎弱无力、气血不足等，以致供给春天生发之气的力量变少。在冬季锻炼身体也要适当，不能像其他季节一样挥汗如雨，微微出汗即可。

立冬后减少户外运动，多晒太阳，避免冷风直吹而引发感冒、呼吸系统等疾病。尤其是背部要多晒太阳，固护阳气，可使肾的阳气更充盈，从而增强机体免疫力，正如老辈人常说的"常晒老太阳，身体健如钢"。

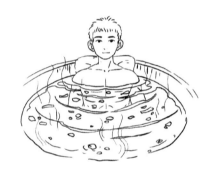

在冬季洗澡不要过勤，一般每周1~2次即可，洗澡时室温要温暖舒适，以18~25℃较合适，水温不宜过高或过低，不要太用力搓擦，洗浴时间不宜过长，以免耗散人体阳气。

养心藏神，精神内守

冬季万物凋零，人体的元气下降，容易心情低落。冬则藏，做到养精蓄锐，补肾藏精，方可强筋壮骨。适当运动就是改变情绪低落的方法之一，增加户外运动，如散步、打乒乓球、跳绳、踢毽子等，都是消除冬季烦闷、保养精神的好方法。此外，古语有言"书多可养心"，潜下心、静住气，沉浸书海中，也可养心藏神，从而摆脱忧郁、烦恼等不良情绪的影响。

冬季保养心神的另一种方式就是学习新知识、新事物。尤其是老年人，要敢于投身新潮流、新事物中，不断更新自己的观念和思维方式，跟上时代的脚步。可以学习一些自己感兴趣和喜欢做的事物，有条件的老人可以去上老年大学，学一门乐器或者绘画等。潜心学习能够分散和转移注意力，便可使精神内守，健康心态自生。

此外，冬天改变情绪的方法还有避开寒湿的环境，走出家门，多晒太阳，这是调养情绪的天然疗法，可消除冬季烦闷、保养精神。

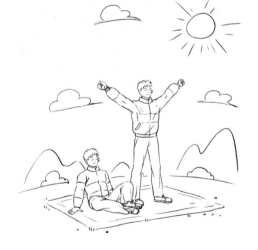

中医认为情志活动和情绪体验与脏腑精气密切相关，是人体生理与心理活动对外部的反应。因此多晒太阳，与朋友聊天，保持好心情很重要。

拉伸关节筋脉，护肾促循环

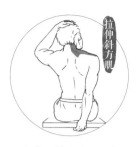

拉伸斜方肌

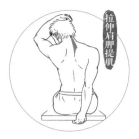

拉伸肩胛提肌

上半身保持挺直，左手轻轻放在头上，稍用力让头慢慢向左肩靠，感觉到斜方肌有拉伸感为度。左右交替进行。

上半身保持挺直，左手稍用力下压头部，目视下方，感受到肩胛提肌有拉伸感为度。做完之后稍停片刻，然后放松，把头转正。左右交替进行。

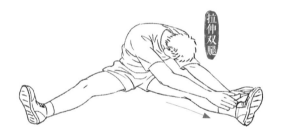

拉伸双腿

坐在床上或者地毯上，把双腿伸直，两脚分开，将脚尖回勾，手指尽力去找脚趾，身体慢慢下压，保持几分钟之后放松。

　　以上动作虽然简单，但能拉伸关节筋脉，促进血液循环。中医认为肝藏血，肾藏精，同时大腿内侧经过肝经、肾经，压腿的动作可以强壮肝肾。但要注意的是，一定要量力而行，不要过度用力，拉伤就得不偿失了。

冬令食补，调摄有度

冬季是最适宜进补温阳的季节，俗话说"冬天进补，开春打虎"。立冬后适当进补对御寒很有好处，不但使畏寒的现象得到改善，还能调节身体新陈代谢，使能量最大限度地贮存于体内，为来年的身体健康打好基础。

冬季进补以温阳或平补为原则，少食生冷，但也不宜燥热，应该恰当地食用一些滋阴潜阳、热量较高的膳食，适度地增加人体脂肪来抗寒保暖。同时，一个冬季过后，体内往往会缺乏维生素，因此也不要忘记多吃新鲜蔬菜，以补充人体所需的维生素。

我国幅员辽阔，地理环境迥异，生活方式不尽相同，冬季进补应该"因地制宜"；也要根据不同的身体情况"因人制宜"，选择适合的食方。体质偏热的人如果过度进食大补温热之品，就很容易上火，到了春天，滋补过度的麻烦就会显现出来，易导致皮炎等症状，清补之法更适合此类人群。体质偏于虚弱、脾胃运化功能不好者，首先要恢复脾胃的功能，不能过食肥甘厚味之品，小补之法恰到好处。故"冬令进补"应根据实际情况有针对性地选择合适的补法，切记不可盲目"进补"。

白菜

"百菜不如白菜"，白菜含水量高达95%，并且膳食纤维丰富，冬天多吃些白菜，有滋阴润燥、预防便秘的功效，非常适合体质偏热的人食用。

"药王"孙思邈认为板栗为"肾之果"，能够保存体内的"收养"之气。冬季正是板栗热销的时节，吃了板栗对身体大有裨益，使体内的阳气不容易外泄。

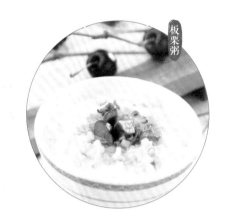

板栗粥

原料

牛肉100克，粳米、板栗各50克，葱花、料酒、盐各适量。

做法

① 牛肉洗净切小块；板栗和粳米洗净。

② 将食材一同放入锅里，倒入适量料酒，小火慢煮至粥黏稠，出锅前放入盐调味，撒上葱花即可。

每天早上可以来上一碗板栗粥，可以起到健脾胃、补肾气、强筋骨的作用。但注意不可过多食用，每次吃板栗以不超过60克为宜。尤其是消化能力较差的孩子和老年人，更应格外注意，以免造成积食。

小雪

小补滋养，暖身顺气

小雪一般为每年公历11月22~23日，"小雪"是反映天气现象的节令，也是冬天的第二个节气。雪小，地面上又无积雪，正是"小雪"这个节气的原本之意。冬天自然界的一切生物都处于潜伏、蛰藏的状态，因此，小雪养生也要遵循"蛰藏"的自然规律，闭藏机能，滋养身心，暖身养气。

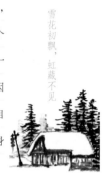

雪花初飘，虹藏不见

🍲 小雪习俗

在小雪节气来临之时，不同地区的人们也有着不同的习俗。在江南水乡，就有"小雪到，吃糍粑"的传统习俗；土家族会在小雪节气前后"杀年猪，吃刨猪汤"；也有的地区在小雪节气前后有腌菜、腌腊肉等习俗。

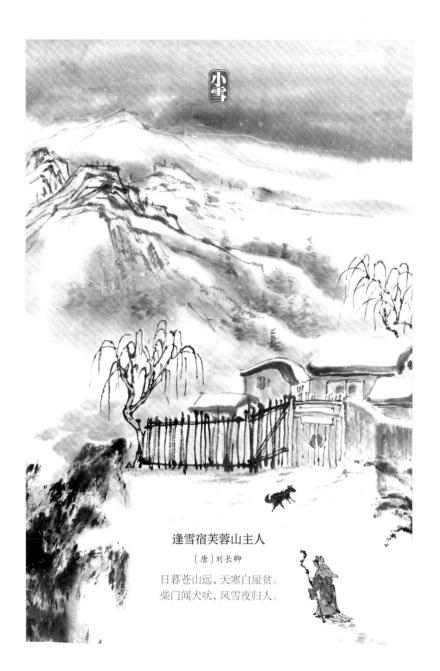

逢雪宿芙蓉山主人

〔唐〕刘长卿

日暮苍山远,天寒白屋贫。
柴门闻犬吠,风雪夜归人。

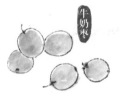

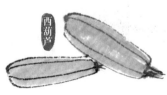

食

冬季温补，减咸增苦

冬季滋养以养肾为先，饮食上适当减少咸味食物的摄入，以防肾水过旺从而影响心脏的功能，可以适当增加苦味食物的摄入，以此补益心脏，这样便能够养心气而坚肾气。少吃榨菜、豆瓣酱、虾皮之类的咸味食物，适量食用苦荞麦、杏仁、莲子心之类的苦味食物。

冬季气候寒冷，饮食上要避免寒凉伤身，若常吃冷饮、凉面等，会使脾胃受寒，则更易引起腹泻等症状，而脾胃虚弱则气血生化、运行不畅，更易引起五脏功能失调。因此，在小雪时节可多食热粥、肉汤等温热的食物来保暖固护脾胃。

冬季进补是为了扶助正气，补其不足，并非人人都要补，也不可进补太过反伤正气。年老体虚者在进补之时，要根据体质适当调整。若平素形体偏瘦、性情急躁之人，需以"淡补"为主，多采用滋阴增液、养血生津之品，而非温热壮阳之类。如果罹患感冒、肠胃炎等急性病，进补不利于病邪的驱除，应当在急性病痊愈之后再进补。

牛奶枣

西葫芦

小雪时节，天气寒冷干燥，北方室内暖气供暖，人体会容易产生"内火"，可以适当多吃牛奶枣、西葫芦等清火的蔬果。

小雪节气之后，气候寒冷，饮食以填补肾精、温补滋润为要，同时注意防内燥，食材荤素搭配，不要过于偏嗜肉类，以免"内火"伤阴。

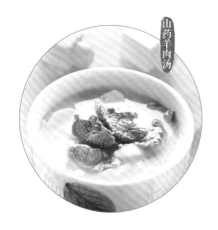

山药羊肉汤

原料 /

山药500克，羊肉200克，生姜20克，盐、料酒各适量。

做法 /

① 羊肉洗净切片，放入沸水中余至变色后捞出备用；将山药去皮，洗净切丁；生姜洗净切块。

② 锅中加入适量水，放入羊肉烧开，放入盐、生姜块和料酒，转小火煲10分钟左右。将山药放入锅中，继续小火煲20~30分钟即可。

山药和羊肉都是冬季很好的滋补食材，这道汤滋润温补，对四肢冰凉有很好的改善作用，非常适合冬天食用。

适度『按跷』，顺顺你的气

按跷虽以动为主，但动中求静，动以养形，静以养神，动静相宜，符合冬季"静养"的原则。

按跷的内核是导引行气，主要方法是调心、调息和调身。冬日按跷以微微汗出为宜，出汗太多会使阳气外泄。八段锦、五禽戏等传统运动形式是大家熟知的按跷导引之术，这里给大家介绍五禽戏的鹿戏和鸟戏的第一式——鹿抵和鸟伸，动作简单，特别适合长期在日常生活中练习。

1.鹿抵

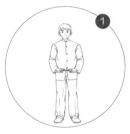

自然站立，双脚分开与肩同宽。双手掌在体前，掌心向下。

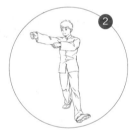

吸气，同时左脚向前方迈步，双手握空拳，双臂抬至与肩同高；左手在下，右手在上。

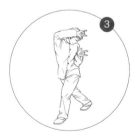

屈中指和无名指，使双手呈"鹿角"状，向左后方伸展，停留3~5秒。

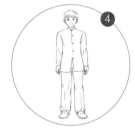

身体右转，左脚收回，同时两手收回，放于两侧。左右两边动作相同，方向相反，做3~5组。

2.鸟伸

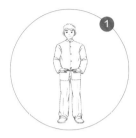

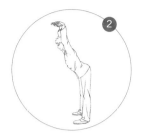

自然站立,双脚分开与肩同宽。双手掌在体前,掌心向下。

双手在腹前叠放呈"鸟嘴"状,举过头顶,同时塌腰提臀,身体微微前倾,保持身体稳定。

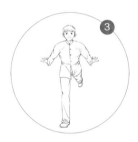

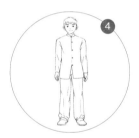

吸气,抬起左腿,同时双手十指打开,双臂向左右两侧打开,如鸟展翅欲飞的姿态。

呼气,左腿回落地面,两臂回落身体两侧。右腿与左腿动作相同,左右交替各7次。

小雪节气除食疗之外，还可以选择中药膏方来滋补。膏方是根据不同人的体质、不同不适表现而开的不同处方，通过熬制而成的膏状中药制剂。以滋补为主要功效的膏方容易被人体吸收，可调补人的精、气、神，平调阴阳，恢复人体内环境稳定，增强人体抵抗力，改善或治愈某些疾病，达到治病强身的目的。例如，长期失眠、疲倦的患者，可在睡前半小时服用补心脾、安心神、镇静安眠膏方，以安神助眠。

在选择膏方养生法的时候，要注意以下几点。

① 向专业的医生咨询后再服用。

② 滋腻补益的膏方应空腹服用，如有肠胃不适，可以先吃点东西，在半饥半饱时服用。

③ 患有急性病者、换服新药时，不宜服用膏方。

④ 服用膏方时要避免食用螃蟹、贝类、带鱼等发物，忌烟酒、浓茶、咖啡等，并且要根据药物的属性忌口，如膏方里有人参的就不宜吃萝卜等。

"冬补"时不应急于求成而大量进补，将食材或药材制成"膏方"小剂量徐徐补之，是行之有效的养生之法。这里推荐一个适合此时节的进补膏方——桑葚百合膏。

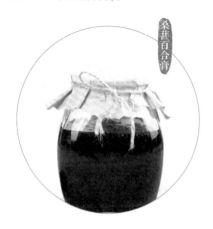

桑葚百合膏

原料

桑葚500克，蜂蜜300克，百合100克。

做法

① 将桑葚、百合洗净，放入锅中，加适量水，煎煮30分钟，取液。

② 再加水煮30分钟取液，两次药液合并，以小火煎熬浓缩至黏稠时，加蜂蜜煮沸停火，待凉装瓶备用。每次取1~2汤匙，沸水冲化饮用。

桑葚味甘、酸，可滋阴补血；百合性微寒，可清热安神；蜂蜜性平，可滋润补中。三者制成的膏方有滋阴、清心、安神之效。这款膏方很温和，并且食材在日常生活中都能买到，是很好的"平补"之品。

动中求静，防寒保暖

大雪一般为每年公历12月6~8日，标志着仲冬时节正式开始。大雪是表示降大雪起始时间和雪量程度的节气。此时降雪的可能性比小雪节气时更大，而非降雪量比小雪节气时大。这个时候，我国大部分地区气温已经降到0℃或以下，阴气最盛，盛极而衰，阳气开始萌动。这个时候要注意保养精神，防寒保暖，收藏精气。运动要做到动静结合，平稳度过寒冷时节。

漫天飞雪，落地成被

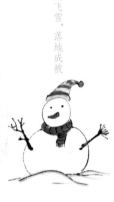

大雪习俗

大雪前后是进补的好时节。陕西人最爱吃香甜暄软的红枣糕；在山东北部地区，家家户户都会吃红薯粥，在寒冷的下雪天也能让身子暖暖的。此外，这个时候也是雪菜上市的时候，适量喝些雪菜汤，可以起到解毒、开胃和消肿的作用。

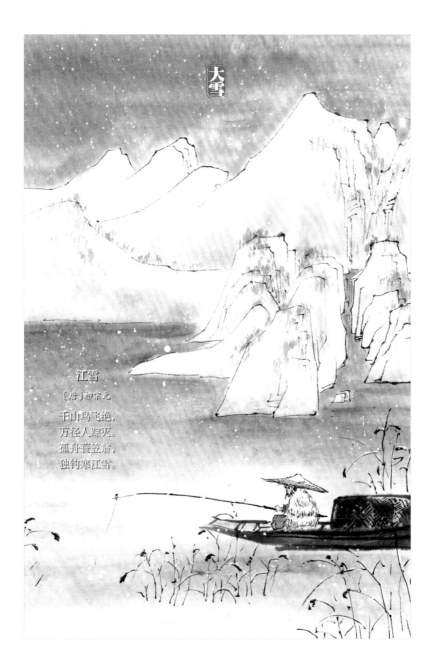

江雪

〔唐〕柳宗元

千山鸟飞绝，
万径人踪灭。
孤舟蓑笠翁，
独钓寒江雪。

衣物勿太紧，注意头部保暖

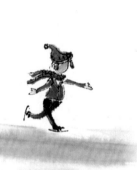

头为诸阳之会，体内阳气最易从头部散发。冬季运动要做好保暖，尤其是老人、小孩和体弱多病者，以抵御寒邪侵袭头部。

冬季人们都会穿得很厚以抵御寒冷，有的人会选择紧身的衣物，但这样可能会对身体造成伤害，如高领紧身毛衣可能会压迫颈部血管，还会影响体温调节功能，还可能影响免疫系统。除了要选择保暖舒适的衣物之外，还要选择合适的厚度，使人体更好地适应室内外温差。被子要轻重适当，被子过厚、过重会压迫身体，醒后易感疲劳，也易受凉。

寒冷、潮湿的生活环境再加上自身血液循环差，人的手部、面部等裸露部位容易冻伤，因此冬季一定要注意裸露位置的保暖，经常活动手脚，涂护手霜，并适当按摩，外出可戴耳套、口罩、手套等。

由于生活工作繁忙，很多人会在早晚洗头，头发未干透就出门或睡觉，这是不可取的。晚上头发未干便睡觉，会使湿气留于头部，日久会使气血瘀阻；而早上头发未干出门，头部容易遭受风寒之邪的侵袭。所以冬季避免早晚洗头，或是洗头后及时用吹风机吹干，防止风寒和湿邪趁虚而入。

"动静互涵，以为万变之宗"，我国古代养生学认为：动静结合是最好的养生之道，一张一弛间，便可使人情志和谐，身心调畅。

大雪时节，气温较低，不适宜做剧烈运动，健步走是很好的选择。健步走是介于散步和竞走之间的一种运动方式，主要是大步向前，快速行走，不受年龄、场地、器材的限制，作为冬季室外运动，既简单又方便。一方面，健步走可以提高心肺功能，降低心脑血管疾病发生的概率；另一方面，健步走对关节、肌肉的损伤很小，有利于关节的锻炼。

健步走是在自然行走的基础上，身体自然挺直，抬头、挺胸、收腹，肘关节自然弯曲。随着走步速度的加快，以肩关节为轴，肘关节自然前后摆动，同时腿朝前迈，脚跟先着地，再过渡到前脚掌，然后推离地面。上下肢体协调运动，并配合均匀的呼吸。

冬季健步走前一定要进行热身运动，让身体先"热起来"，同时关节、肌肉也得到了活动，避免运动损伤。结束后要进行拉伸，避免第二天肌肉酸痛。

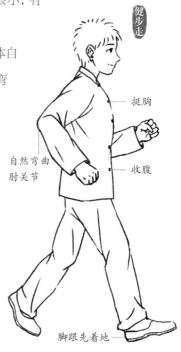

健步走

挺胸

自然弯曲肘关节

收腹

脚跟先着地

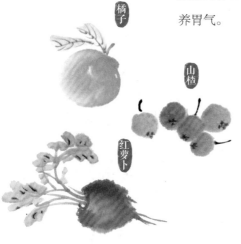

多喝汤水，借势养阴

大雪时节气温低、天气干燥，多喝水有利于润喉去燥，使呼吸顺畅湿润。中医认为大雪时节阴气最盛，多喝水有利于养阴，借助天气优势养阴，以调整机体的阴阳平衡。冬季饮水以温热为宜，以晨起后到夜间睡前少次多量频饮为宜。

常言道："饭前先喝汤，胜过良药方"，养成饭前喝汤的习惯，有利于消化道的健康。冬季可以适量喝当归羊肉汤、银耳汤、栗子猪肉汤等，既有利于进食，也可以温补。大雪时节，喝粥也是很好养生方法，晨起服热粥，晚餐食少量，可养胃气。

大雪也是进补的好时节，但进补不可过于机械，要根据人体阴阳气血的盛衰，结合食物之性选择，比如黑木耳、黑芝麻、黑豆等黑色食物，不仅可以补肾气御寒，还可以润肺生津。要根据天气、地域吃不同的食物，比如在南方可以食用鸭、鱼温补，在北方食用牛、羊肉温补肾阳。

橘子

山楂

红萝卜

冬季人体易缺乏维生素C，可能会导致口腔溃疡、牙龈出血、大便秘结等，可适量食用橘子、红萝卜等富含维生素C的蔬果。

桂圆和红枣含糖量较高，在补充热量和营养的同时，还能增强记忆、减轻疲劳。这里推荐的桂圆红枣茶，既简单易做，又能滋补气血，可用于冬季温补。

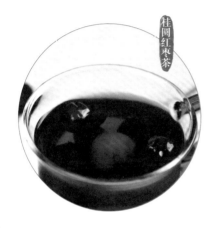

桂圆红枣茶

原料

桂圆、红枣各5个。

做法

① 将红枣和桂圆去杂质，洗净去核。

② 然后将红枣和桂圆一同倒入锅中，熬煮10~20分钟即可。

桂圆红枣茶性质温和，可缓解因气血亏或虚寒体质而出现的疲倦乏力、四肢冰凉等症状，可温脾暖胃、养心安神，但不适合阴虚火旺、湿热体质人群饮用。此外，由于桂圆红枣茶的含糖量较高，糖尿病患者也不建议饮用。

"活步通臂式"导引中的"活步"和"通臂"，表示全身上下协调运动，从而使身体"活"筋骨以"通"气血，加强阴阳气血的运行，以抵御大雪时节的风寒。

活步通臂式

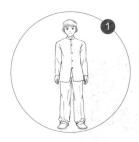

双脚分开与肩同宽，两臂自然下垂于身体两侧，自然站立，头正颈直，呼吸均匀，集中精神，全身放松。

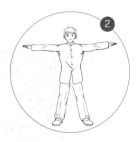

左脚向左侧迈步，两脚间距略宽于肩，同时以中指带动两臂向左右两侧伸展至与肩齐平，掌心向下。

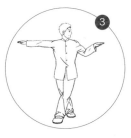

右脚向左腿后方"插步"，同时左肩催动左臂向左侧伸展，从肩至臂、肘、腕、掌、指，节节贯穿，力达指尖，左臂随之内收，头颈左转，目视左侧。

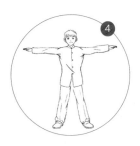

右脚保持不动，左脚向左后方迈一小步，同时两臂保持一字形水平伸展。

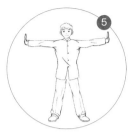

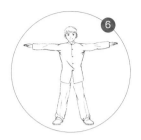

十指向远、向上伸展，两掌立掌，掌心向外，指尖向上，以掌根带动两臂尽力伸展，停留5~10秒。

双手掌还原向下，两臂水平伸展，十指远伸，

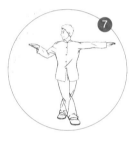

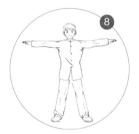

左脚向右腿后方"插步"，同时右肩催动右臂向右侧水平伸展，从肩至臂、肘、腕、掌、指，节节贯穿，力达指尖，右臂随之内收，头颈右转，目视右侧。

左脚保持不动，右脚向右后方迈一小步，同时两臂保持一字形水平伸展，头颈转正，目视前方。

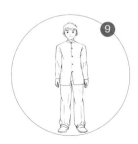

两臂缓缓下落至身体两侧，同时左脚收回，双脚距离与肩同宽，呼吸调匀，全身放松。做反方向练习时，左右方向相反，动作相同。左右交替各做1次为1遍，共做3遍。做完后拉伸3~5分钟，避免肌肉酸痛。

冬至

阴极之至，阳气渐生

冬至一般为每年公历12月21~23日，随着冬至的到来，一年中最寒冷的"三九天"由此开始。冬至阳气初生，山泉中的水可以流动并且温热，麋鹿感觉到阴气渐退而解角等，这都是阳气萌发的表现。人体的各项养生活动都需要围绕着顾护阳气展开。进入数九寒天，人体的生命活动处于低谷期，并开始向旺盛转化，是养生的大好时机。

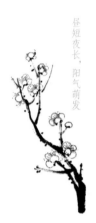

昼短夜长，阳气萌发

冬至习俗

古人十分重视冬至这一节令，常在这一天祭天、祭祖、拜贺尊长、馈赠礼品等。北方有"冬至饺子夏至面"的说法，在冬至这一天会吃上一盘热气腾腾的饺子；苏南和浙北地区在这一天则会吃一碗馄饨驱寒气；在潮汕、闽南地区有"冬至大如年"的说法，在这一天要吃汤圆，人们把冬至当作团圆节，把汤圆叫作"冬节圆"。

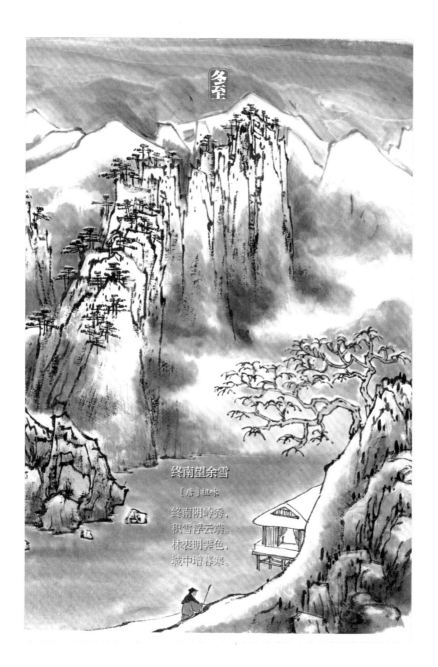

冬至

终南望余雪

〔唐〕祖咏

终南阴岭秀，
积雪浮云端。
林表明霁色，
城中增暮寒。

防寒安眠，以养初阳

冬至后的三九天是一年中最冷的节气，多种急、慢性疾病容易在这段时间内加重和复发，因此防寒是整个冬季，尤其是冬至养生的重中之重。寒主收引，易致挛缩，血管遭受寒邪就容易收缩，给心脑血管健康带来重大隐患。"冬伤于寒，春必病温"，人体感受寒气，不一定立刻发病，寒邪可能伏于体内，春季而发。为了有效预防春季温热病、痿病和厥病的发生，冬至一定要防寒保暖。

在生活起居上，应当"早卧晚起"，即日落而睡，日升而起。冬季夜间若睡眠安，则阴气敛、阴精盛，阳气才能生和升，顺应自然的睡眠可以为初生的"阳"提供孵化和生长的温床。晚间到清晨还是一天中气温最低的时候，而睡觉时人体耗能最少，可最大程度帮助阳气的生长。冬日清早起床要缓慢，因为清晨时分人体的血管应变力最差，容易诱发心脑血管疾病。同时，尽量做到不喝酒、不吸烟、不过度劳累，以应冬"藏"。

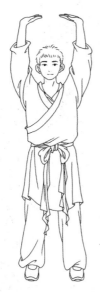

冬季为了养护心脏，不宜剧烈运动。可练习八段锦、太极拳等和缓平静的运动，这样才能更好地适应大自然的变化。

"升嘶降嘿式"导引是依据人体初阳始升的特点，手足、形体并练，还加入了呼吸吐纳口诀，有利于体内肾气先升后降，从而温肾助阳，有助于冬至阳气生长。

升嘶降嘿式

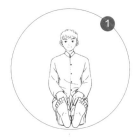

正身平坐，两腿伸直，双手自然放在两膝上。

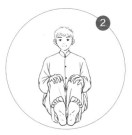

双手十指成"虎爪"状，抓、扣两侧膝盖，同时向上提拉，两腿借力屈膝收到胸前，同时吸气念"嘶"字，脚跟着地，停留10秒。

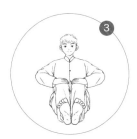

双手变掌，顺势内旋、下按双膝，同时呼气发"嘿"声。

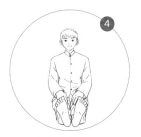

两腿借势伸直放平，体会掌心的热力向两膝深处传导。重复以上动作6次。

搓手拉耳，让身体热起来

在寒冷的冬至时节，常搓手对健康大有裨益。人的手上有很多重要穴位，如劳宫穴、鱼际穴、合谷穴等。经常按揉劳宫穴可以降心火；经常刺激鱼际穴，可疏通经络，增强呼吸系统功能，预防感冒。

搓手时双手从虎口接合，双手捏紧，再转动双手，互相摩擦。双手互搓可刺激手部的诸多经络、穴位，调动相关脏腑功能，增强人体抗寒能力。搓手时间可长可短，但要每天坚持。

中医认为"肾开窍于耳"，冬至后气血运行不畅或者肾阳虚的人比较容易生冻疮。这个时候经常按摩耳朵，有助于肾脏的保健和气血的顺畅。最常用的三种按摩方式是拉耳垂、提耳尖和摩耳轮。

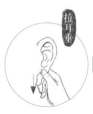 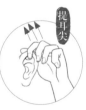 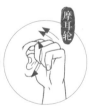

用双手拇指、食指同时按摩两侧耳垂，先将耳垂搓热，然后向下拉耳垂15~20次，以发热发烫为度。

双手拇指、食指同时提拉双耳耳尖，提拉的时候顺便对耳尖进行按摩，以微微发热为度。

拇指位于耳轮侧，其余四指位于耳轮外侧，揉搓2~5分钟，再往上提拉，以耳部感到发热为度。

三九贴敷，冬病冬治

"三九天"是指从冬至算起的第三个数九寒天。具体以冬至为起点，第一个九天叫作"一九"，第二个九天叫"二九"，以此类推。三九贴即是在每年三九天，用中药外敷人体的特定穴位，起到疏散风寒、温补肺肾、疏通经络、调和脏腑的功效。

平时怕冷怕风、易感冒或冬季反复感冒的人，虚寒体质、免疫力低下的人群，很适合进行三九贴敷，进行"冬病冬治"。比如有呼吸系统疾病的人，可以选择天突穴等穴位贴敷；消化系统疾病患者，可以选择胃俞穴等穴位贴敷；而对于体质偏热或阴虚、湿热性体质、正在感冒发热的患者以及皮肤易过敏的人，则不适合贴敷。

贴敷的时间不是越长越好，时间过长可能烫伤起疱。一般情况下，成人贴敷的时间在2~4小时为宜。药物处方不同，贴敷时间也不一样。无论是适宜的人群、贴敷的时间还是贴敷的类型，都要遵从医嘱。另外，还可以在三九期间配合艾灸、耳穴等中医特色疗法，达到事半功倍的养生效果。

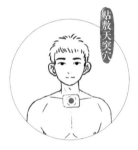

贴敷天突穴

位于颈部，前正中线上，胸骨上窝中央。仰卧，由喉结直下可摸到一凹窝，中央处即是。

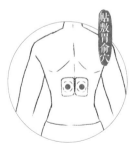

贴敷胃俞穴

肚脐水平线与脊柱相交椎体处，往上推2个椎体后，后正中线旁开2横指处即是。

养肾藏精，阳气内存

小寒一般为每年公历1月5~7日，小寒节气一到，标志着寒冬腊月也来了。古人认为，小寒不是冷到极致的意思，但俗话说"数九寒天，冷在三九"，小寒正处于"三九"前后，多数情况下是一年之中最寒冷的节气，因此人们常说："小寒大寒，冷成冰团"。作为冬季的倒数第二个节气，小寒的到来也预示着春天不远了。小寒养生应当注重保护人体渐渐萌发的阳气，防寒保暖，养护肾脏。

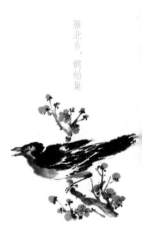

雁北乡，鹊始巢

当节气遇上节日：腊八节

小寒节气正值腊八节前后，古时每逢农历十二月初八，人们便制作腊八粥，用以怀念祖先、敬献农神，以及感谢自己一年来的辛苦劳作。同时，一碗热腾腾的八宝粥还能带给人们温暖，以抵御严寒。在北方的很多地方，人们还会在腊八这天泡腊八蒜，将大蒜去皮后浸泡到米醋中，等到蒜发绿就可以吃了。泡腊八蒜的醋还可以用来当蘸料。

山园小梅（节选）

〔宋〕林逋

众芳摇落独暄妍，占尽风情向小园。
疏影横斜水清浅，暗香浮动月黄昏。

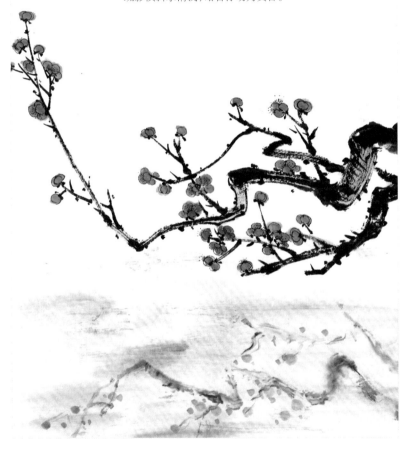

室温有度，定期通风

现在很多家里都有暖气或空调，但冬季室温不宜过高，形成室外穿棉服，室内穿短袖的强大反差。在这种情况下，当人来回穿梭在室内室外时，巨大的温差使机体一时难以适应，从而易导致感冒、心肌梗死等一系列疾病。

冬季，室内外都比较干燥，空气中的湿度不足，人的皮肤干燥，呼吸也会出现不适。可以在房屋温度适宜的情况下撒一些水，或放置一个加湿器，有助于改善空气质量和皮肤状态。

冬季屋室紧闭，室内空气不流通，不仅会积聚灰尘，也会出现各种污染，使人出现头晕、头胀、倦怠乏力、恶心呕吐、食欲不振等症状，尤其对体质虚弱的孩子、老年人或孕产妇危害更甚。应每天早晚开窗通风30分钟，更新室内空气。

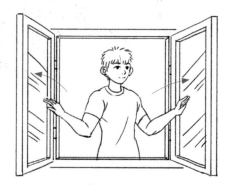

在明媚的天气打开窗户，呼吸新鲜空气，站在窗户边眺望远方风景，能使人近精神抖擞、舒畅开怀，改善倦怠、昏昏欲睡的状态，有助于身心健康。

《黄帝内经》中指出："恐伤肾，恐(惊)为肾志。"当人受到剧烈惊恐时，最容易受到伤害的就是肾气，冬季对应人体的肾，肾气受损，会影响肾的收藏功能，肾精"藏"不足，来年春季人就容易患病。平时要加强胆识历练，高血压、焦虑症、失眠等病症人群，则应注意躲避可能会受到惊吓的因素。总之，要从"扶正"和"避邪"两个方面来养生。

当代生活节奏快，人们生活、工作压力日益增大，不断鞭策自己争取更多，而冬季本身就容易使人抑郁，会使人们的情绪更加消沉。此时应该适当节制各种欲望，知足常乐，学会调整自己的情绪，避免情绪波动太大。身体是革命的本钱，保证自己身心健康，才能在来年的生活和工作中，拥有更好的精气神。在阳光明媚之时，去室外晒晒背，升发阳气。没有阳光的白天，也要拉开窗帘，打开窗户呼吸新鲜空气。此外，冬季也是一个需要锻炼的季节，运动促进身体新陈代谢，能够使人精神愉快。

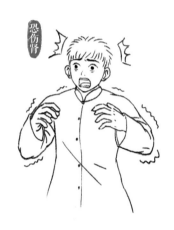

惊恐过度会出现遗精滑精、二便失调等症状。在冬季应该注意尽量避免受到惊恐，保持心平气和。

跳绳帮助阳气生发

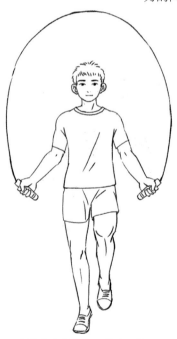

跳绳时应保持重心稳定，节拍要平稳有序，动作由慢到快，由简单逐渐到复杂。

俗话说："冬天动一动，少闹一场病，冬天懒一懒，多喝药一碗。"冬季不能一味地窝缩，这样四肢会变得僵硬，不仅会越窝缩越冷，长此以往，还容易导致关节疾病。要根据自己的身体状况，选择合适自己的运动，活动起来才能驱散寒气。

跳绳不受地点限制，人在跳绳时，需要全身上下协调配合，其中包括大脑的"统帅"、下肢的弹跳、腰部的扭动、上臂的挥动等，在增强免疫力的同时也增强了大脑神经细胞的活力。

跳绳前选择舒适的衣裤和合脚的运动鞋，做好热身，以免突然运动造成肢体的损伤。跳绳时，节拍要平稳有序，避免用嘴呼吸，动作由慢到快，由简单逐渐到复杂，不可过于激烈，以免大汗淋漓，伤及阳气。每天可跳2~3次，每次10~15分钟。锻炼前后也要注意防寒保暖，锻炼结束时及时穿上厚的衣物，防止在出汗以后寒气趁机从皮肤侵入身体。值得注意的是，此项运动要求身体的灵活性较高，且饭前、饭后半小时不建议进行，以免造成肠胃损伤。

小寒时节是一年中气温较低的时候，这时候保暖护阳尤为重要。俗话说"三九补一冬，来年无病痛"，小寒来上一碗热腾腾的羊肉汤，可温补肾阳，增强体质。

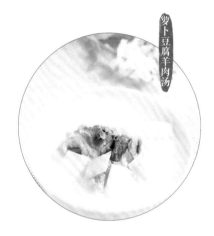

萝卜豆腐羊肉汤

原料

北豆腐500克，羊肉250克，白萝卜200克，葱花、盐、胡椒粉、姜片各适量。

做法

① 羊肉、白萝卜洗净切块；北豆腐洗净切块。

② 将羊肉块放入锅中，氽水。

③ 锅内倒水，放入氽好的羊肉块，加入白萝卜块、北豆腐块、姜片，小火炖至软烂，出锅前加盐和胡椒粉调味，撒上葱花即可。

萝卜豆腐羊肉汤可以温中散寒、发汗解表，适用于寒冬时节驱寒开胃、强肾补虚。白萝卜也有提高免疫力、行气宽中的作用。

大寒

固阳护腰，滋阴潜阳

大寒一般为每年公历1月19~21日。俗话说"小寒再大寒，转眼又一年"，大寒一到，年味就渐渐浓了起来。大寒时节是二十四节气中最后一个，也是最寒冷的一个节气，是一年中寒中之寒、阴中之阴的节气，正值"壮阴正夺阳"。在大寒时节，养生要顺应冬季万物潜藏的规律，注意阳气的潜藏和肾气的固摄，防风、防寒、防邪，防旧疾复发。

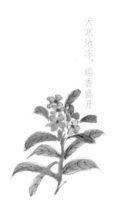

天寒地冻、瑞香盛开

当节气遇上节日：小年

小年常在大寒时节到来，小年到了，大年三十也就不远了，家家户户都会收拾房屋、置办年货、剪春花等，迎接新年的到来。小年一般在每年的腊月二十三或二十四，在这一天有"二十四，扫房子"的习俗。临近春节会很忙碌，但也要合理安排每日事务，防止过度疲劳，避免劳逸失调，影响身体健康。

大寒吟

〔宋〕邵雍

旧雪未及消，新雪又拥户。
阶前冻银床，檐头冰钟乳。
清日无光辉，烈风正号怒。
人口各有舌，言语不能吐。

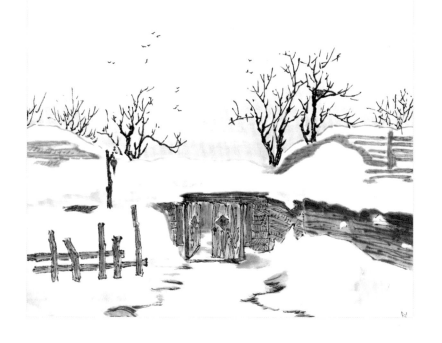

"冬练三九"，这样才有利于激发体内阳气，但大寒时节室外温度过低，体弱者可以选择和缓的室内保健操。每日练习2~3次，可益气、固肾、强腰。

室内保健操

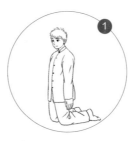

正身跪立，呼吸均匀，集中精神，全身放松。

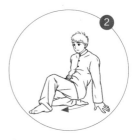

身体向后坐，左腿划弧线缓慢移至身体前方，双手移至身体后方，十指撑地。

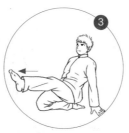

保持身体稳定，核心收紧，抬起左腿，脚尖绷紧，下巴微收。

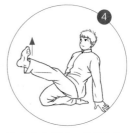

脚尖上勾踢出，共做3次。左右两边动作相同，方向相反。做完后恢复成跪立姿势。

大寒时节，阴气逐渐衰落，阳气刚刚萌生，养生要滋阴潜阳、固肾气。冬季崇尚进补，但此时已是冬季最后一个节气，一整个冬季都在进补，此时若不节制，突然转入春季的清淡饮食，则无法适应。大寒进补应减量适度，像牛肉、羊肉、狗肉等大温大热之品应减量，不宜再食用燥热食物，比如辛辣食物、烧烤等，以免扰动虚火，违背了冬季"无扰乎阳"的原则。

大寒时节是一年中降水量最少的时期，要注意滋阴润燥，蜂蜜、核桃、百合、大枣等能养阴补虚，适合大寒时节食用。顺应昼夜阴阳消长的规律，早上可进补温阳补气的食物，如黄芪、红茶等，借助早上生发的阳气，促进人体阳气生发；晚上可以吃滋阴润燥的食物，如枸杞、核桃、百合等，借助夜间充盛的阴气，进行滋阴润燥。

大寒时节适逢年底春节，家家户户都会准备丰盛的食物，很容易饥饱失调，此时可以选择一些健脾胃的食物，如淮山、柚子、山楂等，也可以多喝小米粥、健脾祛湿粥等进行调理。

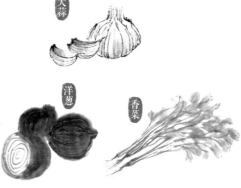

大寒时节可以加点升散性质的温性食物，如香菜、生姜、洋葱、大蒜等，以便适应即将到来的春季升发、条达的特点。

借酒驱寒，安神益气

《本草纲目》提到："大寒凝海，惟酒不冰，明其热性，独冠群物。药家多用以行其势"，酒可以传送药力外达于表，上至头面，能使药效更好发挥。药酒是大寒时节防寒保暖不错的选择，在冰天雪地的时节喝上一杯酒，养生的同时又别有一番情调。

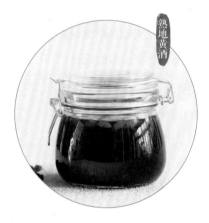

熟地黄酒

原料

熟地黄120克，枸杞60克，檀香2克，白酒1500克。

做法

① 将熟地黄切碎；枸杞捣碎；檀香碎成小段。共用绢袋或纱布袋装好，扎紧口备用。

② 将白酒倒入坛中，放入药袋，加盖密封，放置在阴凉干燥处。经常晃动酒坛，14天后开封，饮用即可。

熟地黄酒可以益精血、安心神、补肝肾，适合冬天喝，可每天早晚喝10~20毫升，注意不要贪杯哦。

踮脚尖、鸣天鼓，通肾经

大寒最简单的导引就是踮脚尖。八段锦中提到"每日七踮百病消"，经常踮脚尖有利于通畅肾经，可以保肾精、益肾气。肾经通畅了，气血也就通畅了，全身都能得到滋养固护。

踮脚尖时，双脚分立，两脚跟距离一拳，两脚尖距离两拳。脚跟先慢慢提起并缓慢深吸气，到达合适的高度后，绷紧双腿停留片刻，吐气时将脚慢慢落下。练习的次数根据个人情况因人而异。

另外，"鸣天鼓"也是一种不错的保健方法。因为在做这个动作时耳内会有"咚咚"的声音，响声如击鼓声，故称为"鸣天鼓"。

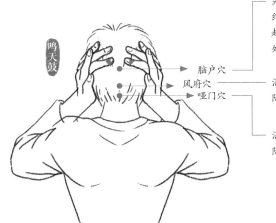

鸣天鼓

脑户穴 —— 先找到风府穴，直上约2横指，按到一突起骨性标志上缘凹陷处即是。

风府穴 —— 沿脊柱向上，入后发际上1横指处。

哑门穴 —— 沿脊柱向上，入后发际上半横指处。

双手搓热，掌心将耳洞盖严，拇指和小指固定住头部，另外三指一起或分指交错叩击脑后枕骨部，即脑户穴、风府穴、哑门穴，每天1次，每次20~40下。

图书在版编目（CIP）数据

节气顺养：从头到脚都健康／韩旭主编 .—南京：江苏凤凰科学技术出版社，2023.02
  ISBN 978-7-5713-3349-2

Ⅰ.①节… Ⅱ.①韩… Ⅲ.①二十四节气－关系－养生（中医）Ⅳ.①R212

中国版本图书馆 CIP 数据核字（2022）第233418号

中国健康生活图书实力品牌

节气顺养：从头到脚都健康

主　　　编	韩　旭
责 任 编 辑	刘玉锋　黄翠香
特 邀 编 辑	陈　岑
责 任 校 对	仲　敏
责 任 监 制	刘文洋

出 版 发 行	江苏凤凰科学技术出版社
出版社地址	南京市湖南路1号 A 楼，邮编：210009
出版社网址	http://www.pspress.cn
印　　　刷	合肥精艺印刷有限公司

开　　　本	880 mm×1 230 mm　1/32
印　　　张	7
字　　　数	140 000
版　　　次	2023年2月第1版
印　　　次	2023年2月第1次印刷

标 准 书 号	ISBN 978-7-5713-3349-2
定　　　价	49.80元

图书如有印装质量问题，可向我社印务部调换。

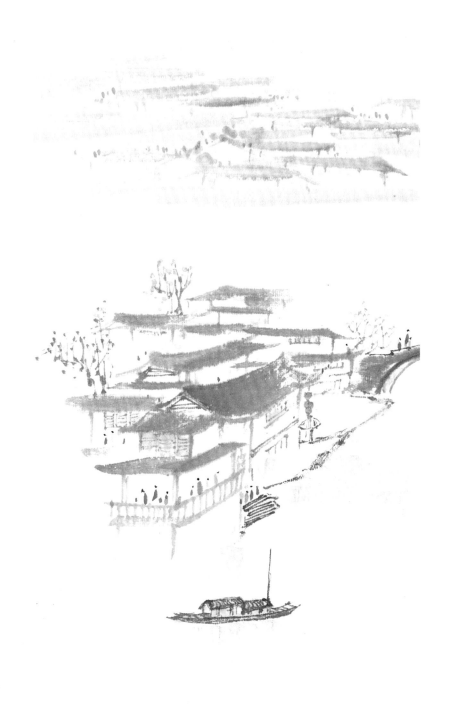

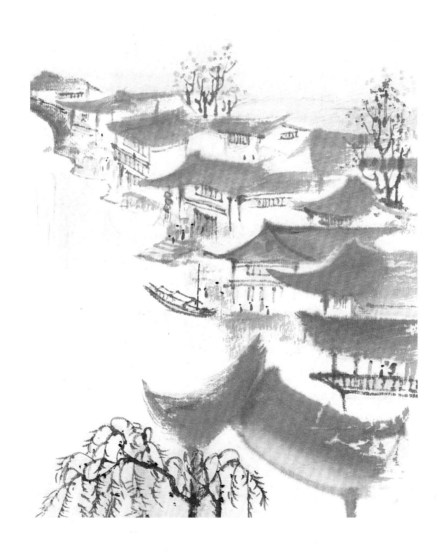